# 世界卫生组织血液制品管理规范及技术指导原则选编

侯继锋　张庶民　王军志　主编

军事医学科学出版社
·北　京·

图书在版编目(CIP)数据

世界卫生组织血液制品管理规范及技术指导原则选编/侯继锋,张庶民,王军志主编.
-北京:军事医学科学出版社,2012.9
ISBN 978-7-5163-0046-6

Ⅰ.①世⋯  Ⅱ.①侯⋯  ②张⋯  ③王⋯  Ⅲ.①血液-生物制品-管理
规范  Ⅳ.①R322.2

中国版本图书馆 CIP 数据核字(2012)第 211182 号

策划编辑:孙 宇        责任编辑:李 霞
出 版 人:孙 宇
出　　版:军事医学科学出版社
地　　址:北京市海淀区太平路 27 号
邮　　编:100850
联系电话:发行部:(010)66931049
　　　　　编辑部:(010)66931039,66931127,66931038
传　　真:(010)63801284
网　　址:http://www.mmsp.cn
印　　装:中煤涿州制图印刷厂北京分厂
发　　行:新华书店

开　　本:787mm×1092mm　1/16
印　　张:10.5
字　　数:252 千字
版　　次:2012 年 10 月第 1 版
印　　次:2012 年 10 月第 1 次
定　　价:35.00 元

本社图书凡缺、损、倒、脱页者,本社发行部负责调换

# 内 容 提 要

本书对 WHO 的有关血液制品管理规范和技术指导原则进行了翻译选编,全书共分三个部分。第一部分:WHO 关于血站生产质量管理规范(GMP)指导原则;详细介绍了 WHO 对血(浆)站建设的软、硬件的基本要求和质量保障体系。第二部分:保障人血液制品安全性的病毒灭活和去除方法验证指南;主要介绍了病毒灭活的原则要求,病毒灭活方法和指示病毒的选择,病毒灭活对产品质量的影响及评价等。第三部分:WHO 关于分级分离用人血浆的生产、质量控制及管理建议;该部分对生产用人血浆的献血员选择、血浆筛选、血浆质量及案例性、血浆采集及运输要求、血浆加工生产等管理要求做了比较全面的阐述。

本书适用于血液中心、单采血浆站、血液制品生产企业和国家管理及检测机构人员,以及医学院校、科研机构及相关专业的研究人员、教师、本科生及研究生等阅读。

# 《世界卫生组织血液制品管理规范及技术指导原则选编》
# 编委会

主　　审　　沈　琦
主　　编　　侯继锋　张庶民　王军志
译校人员　　于传飞　中国食品药品检定研究院
　　　　　　王菁舟　中国食品药品检定研究院
　　　　　　沈　琦　中国食品药品检定研究院
　　　　　　侯继锋　中国食品药品检定研究院
　　　　　　程雅琴　中国食品药品检定研究院
　　　　　　杨靖清　中国食品药品检定研究院
　　　　　　张庶民　国家食品药品监督管理局
　　　　　　邢延涛　武汉生物制品研究所
　　　　　　李陶敬　武汉生物制品研究所
　　　　　　林连珍　武汉生物制品研究所
　　　　　　周志军　武汉生物制品研究所
　　　　　　周雁翔　武汉生物制品研究所
　　　　　　周耀群　武汉生物制品研究所
　　　　　　高少阳　武汉生物制品研究所
　　　　　　王　怡　上海莱士血液制品有限公司
　　　　　　冉铁成　上海莱士血液制品有限公司
　　　　　　余　进　上海莱士血液制品有限公司
　　　　　　胡维兵　上海莱士血液制品有限公司
　　　　　　张明徽　清华大学
　　　　　　孙思才　北京华安科创生物技术有限公司

# 序

作为生物制品的主要产品类别，血液制品在疾病预防和治疗中发挥了重要作用。如血友病人对凝血因子的依赖，如果缺乏相应的产品，往往危及患者生命。迄今，人类仍面临各种传染病和遗传性疾病的挑战，因此，保证血液制品质量，加大血液制品的研究与开发，是应对各类疾病威胁的措施之一。

与发达国家相比，我国血液制品起步较晚。分离纯化工艺落后，产品结构单一，血浆综合利用度低，目前纳入《中国药典》并实行国家批签发的品种只有9个，发达国家已可从血浆中提取将近30种产品。近年来，国家不断加大对血液制品产业的支持，"十二五"国家"863"计划首次将血液制品研究纳入其中。国家发改委、卫生部、国家食品药品监督管理局等部门先后出台各种鼓励措施，对血浆综合利用、血液制品安全性及生产工艺优化等给予大力支持。

为更好地理解世界卫生组织在其官方网站发布的血液制品安全性和质量控制管理规范和技术指南，工作在一线的技术专家利用业余时间，义务地将相关指南翻译成中文，并获世界卫生组织授权出版，免费供相关人员参考。本选编指南的出版，将有利于我国从事血（浆）站、血液制品生产企业和管理部门的专业技术人员和管理人员系统学习和借鉴世界卫生组织及发达国家对血浆及血液制品的管理要求提供帮助。本书作为血（浆）站和血液制品生产企业专业技术人员和管理人员的案头参考书，既有基础理论又能指导实践，相信会有积极的指导作用！

国家食品药品监督管理局

张伟 司长

2012 年 8 月

# 前 言

　　我国血液制品从上世纪60年代发展至今，从无到有，从弱到强。无论是血浆处理能力，还是产品结构都得到了很大的提升。我国现有血液制品生产企业30家，年处理血浆能力1万吨以上。现有血液制品包括人血白蛋白、人免疫球蛋白类和人凝血因子类三大类的十多个品种。但与国际上发达国家相比，还存在较大差距。主要表现在以下几个方面：一是生产集中化程度远不如发达国家。到目前为止，我国没有年处理上千吨的企业；按平均计算，每个企业年平均处理血浆不足150吨。二是在产品结构和血浆综合利用方面存在较大差距。国际上现有血液制品品种将近30个，综合利用度和产品附加值明显高于中国。三是在生产质量管理规范化上面，与先进国家相比也存在一定差距。

　　我国国家管理当局已通过WHO疫苗质量评价体系预认证，部分疫苗生产企业已通过WHO认证，为我国疫苗走向国际市场奠定了坚实的基础。我国血液制品目前只出口东南亚及非洲国家，真正打入国际市场还有很长的路要走。要实现生产质量管理与国际接轨，除了生产企业自身严格要求和国家管理机构出台相关管理规定，并严格按规定实施以外，更多借鉴国际机构和组织的相关管理规定和技术指南是很有必要的。

　　血液制品生产管理应该是全方位、全过程的控制。血液制品的安全性包括献血员选择、血浆筛选和生产过程的控制。《WHO关于血站生产质量管理规范(GMP)指导原则》、《WHO关于分级分离用人血浆的生产、质量控制及管理建议》以及《WHO关于血液制品病毒灭活指导原则》等管理规范和技术指导原则，对于规范血(浆)站建设、提高生产用血浆质量和指导血液制品病毒灭活验证以及国家制定病毒灭活验证指南具有重要指导作用。现将这些指南翻译成中文，作为规范血(浆)站建设、提高生产用血浆质量以及保障血液制品安全性的参考文献，供日常学习和交流。相信无论是对国家监管部门、质量控制部门、血(浆)站或是血液制品生产企业都会产生积极的影响。

　　由于时间仓促，编译过程难免存在不尽完善甚至错误之处，敬请批评指正！

中国食品药品检定研究院

侯继锋

2012年4月

# 目　录

# Contents

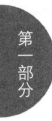

# WHO 关于血站生产质量管理规范(GMP)指导原则

## 1　简介

世界卫生组织(WHO)对血液、成分血和血浆制品的采集、加工和质量控制要求[1]制定质量保证体系,基于①应有一个独立于制造厂家的国家机构;②遵守生物制品质量保证体系过程,即原材料、制造过程和终产品的控制;③严格遵守 GMP 原则。由于这些要求的最后版本是1992 年制定,之后增加了两个相关条款,并采纳了一些新建议,即血液制品病毒灭活和去除(2004)[2]以及用于分级分离的人血浆(2007)[3]。然而还有许多问题,如血站的质量保证体系要求还没有提出来。因此 WHO 生物标准化专家委员会(ECBS)认为,应优先制定《关于血站GMP 的 WHO 指导原则》,以帮助成员国满足他们在这个领域的需求,正如药物管理当局于2008 年的国际会议所要求的[4]。

在第 63 届世界卫生大会上,关于血液制品的保障供给、安全和质量问题的 WHA63.12 决议[5],强调了建立可靠的质量保证体系对于血站的血液采集、加工和成分血分发等整个链条的重要性。在该决议中,质量保证被看做是一个必要的措施,有助于促进符合国际认可标准的血浆在全世界范围的利用。

WHA63.12 决议认为,必须努力加强世界各国的国家管理当局(NRAs)的技术能力,以确保对血液制品采取合适的监控。该决议令人回想起早期有关的某些决议,那些决议敦促成员国推动有组织的、国家协调并持续开展的献血活动,强调低风险人群自愿、无偿地献血。

近年来,在很多国家和地区,输血链条中的安全和质量已经成为一个重要的话题[6]。血站应该根据 GMP 原则,建立涵盖所有决定质量政策和职责的质量系统并使其持续运转,通过质量计划、质量控制、质量保证和质量改进等方式来执行。采用 GMP 的方式生产安全的、能一直符合既定规范的、满足顾客期望的成分血制品,提供了一种让质量保障的文件系统贯穿整个制造过程的模式。当从献血员身上采集、加工血液和血浆时,由于人源性原料的特性,GMP 的规定应该赋予生物学背景。

本文件中的指导原则包括:

——一般的 GMP 主题,包括质量管理、人员、文件、厂房和设备、确认和验证、物料管理、合约管理、投诉和召回;

——GMP 概念,如质量风险管理、产品质量检查;

——特别针对从献血员筛选到终产品分发的成分血制造主题。

这些内容强调了现行的并被广泛接受的 GMP 原则,这些 GMP 原则与血站稳定生产安全的和有质量保障的成分血密切相关,包括相关的献血员安全问题。当执行和强制执行这些原则时,血站和 NRAs 可将这些文件作为指南。本文件未涉及紧急或危急输血或管理,对于紧急或危急情况由 NRA 规定特殊的政策来应对。人员和环境保护方面也不包括在本文件范围之内。

与组分分离用血浆的制备特别相关的补充指南,可以在《分级分离用人血浆的制备、控制和管理的 WHO 建议》中找到[3]。

# 2 术语和缩略词

下面给出的定义适用于本指导原则用到的术语,它们在其他文献中可能会有不同的意义。

**单采**

有选择性地从献血员获得一种或多种成分血的程序,通过抽取全血、进行离心和(或)过滤获得需要的成分,将不需要的部分返还给献血员。

**血液采集**

将单份捐献的血液收集在抗凝剂和(或)稳定溶液中的程序,按照设计好的条件,尽量减小捐献后血液的微生物污染、细胞破坏和(或)血凝因子的活化。

**成分血**

成分血(红细胞、白细胞、血小板、冷沉淀和血浆)能通过不同的分离方法制备获得,可以直接用于治疗或用于进一步的生产加工。

**血站**

用于输注或进一步工业化生产,负责人血液或成分血的采集、检测、处理、储存、放行和(或)分发的任何组织、机构或实体。

**血液制品**

来源于人血液的任何治疗用物质,包括全血、成分血和血浆衍生的药品。

**校准**

在特定条件下,建立一个检测仪器或检测系统的显示值,或一种物质的测量值与相应的参考品的已知值之间关系的一套操作。

**CJD/vCJD**

克雅病/变异性克雅病。

**密闭系统**

一个用于无菌采集和分离血液和成分血的系统,在洁净的状态下制备,与外部环境封闭,并经过已验证和批准的方法灭菌。

**计算机控制系统**

包括数据输入、电子加工和信息输出,用于报告或自动控制的系统。

**合同接受方**

按照签订的合同规定,与另一个机构来进行特定的工作或服务的血站或机构。

**合同委托方**

将特定的工作或服务转包给另一个机构的血站或机构,建立合约,并规定双方的义务和责任。

**献血员**

确定身体状况良好的人,自愿捐献血液或成分血,包括用于组分分离的血浆。

**分发**

将血液和成分血送到其他血站、医院血库或血液和血浆来源的药品生产厂家的行为,不包括血液和成分血的输注。

**首次(检测的)献血员**

第一次在血站检测其血液或血浆传染性疾病标志物的献血员。

**生产质量管理规范(GMP)**

已建立的操作规范中的所有要素,能使成品或服务持续达到合适的规程和符合既定的规程要求。

**甲肝病毒(HAV)**

一种无包膜的单链 RNA 病毒,为甲型肝炎致病因子。

**乙肝表面抗原(HBsAg)**

乙肝病毒表面的抗原。

**乙肝病毒(HBV)**

一种有包膜的双链 DNA 病毒,为乙型肝炎致病因子。

**丙肝病毒(HCV)**

一种有包膜的单链 RNA 病毒,为丙型肝炎致病因子。

**人免疫缺陷性病毒(HIV)**

一种有包膜的单链 RNA 病毒,为获得性免疫缺陷性综合征(AIDS)致病因子。

**人类 T-淋巴细胞白血病病毒,1 型和 2 型(HTLV-1 和 HTLV-2)**

有包膜的单链 RNA 病毒,是典型的细胞相关的病毒。

**制造**

所有的操作过程或步骤,包括用于制备血液制品的原材料和产品的选购、制造过程、质量控制、放行、存储和产品分发及相关的控制,也包括献血过程。

**移动采血点**

用于血液或成分血采集的单元或地点,临时性操作的或是远离固定采集点的可移动的场所,由血站管理。

**核酸扩增技术(NAT)**

一种检测方法,采用扩增技术如聚合酶链反应(PCR)等检测确定的微生物基因组是否存在某目标区域。

**未遂事件**

一种事件,如果不及时发现,将会影响到接受者和献血者的安全。

**国家管理当局(NRAs)**

WHO 对国家药品监督管理局的术语,NRAs 应该发布并强制执行药品管理条例。

**分级分离用血浆**

在含抗凝剂的容器中收集人血液分离出细胞组分后,或者在单采过程中含抗凝剂的血液经过连续过滤和(或)离心剩下人血液的液体部分,用于进一步制造。

**生产**

成分血制备过程中的所有操作,从血液采集、加工到终产品(成分血)的完成。

**确认**

提供文件证明的一整套活动,证明所有用于生产成品的设备、关键物料或试剂和可能影响产品质量和安全的行为都在可靠地按照预定目标或规范运行,并得到预期的结果。

**质量**

一个实体的一整套特性,这些特性会影响到它是否满足标识的和隐含的要求,以及持续和可靠的服务或产品性能是否与特定要求一致。隐含的要求包括用于治疗和作为进一步生产的起始材料用的产品安全和质量属性。

**质量保证**

质量管理的一部分,重点是提供满足质量要求的信心。

**质量管理**

指导和控制质量有关的组织的协调行为。

**质量管理体系**

指导和控制与质量有关的组织机构的管理体系,确保与质量活动有关的步骤、工艺、程序和政策遵照实施。

**质量风险管理**

对产品的整个生命周期进行产品质量风险的评估、控制、沟通和检查的系统化过程。

**检疫**

在决定是否放行使用或拒绝使用的等待期内,原材料或包装材料、中间产品、原液或成品用物理隔离或用其他方式隔离所处的状态。

**定期献血员**

按照最小时间间隔,在同一个血站定期捐献血液、成分血或血浆的人。

**重复献血员**

曾经在同一个血站献过血,但不是按照定期献血的时间间隔进行献血的人。

**重复反应性**

某份血浆如果在筛查测试中发现具有反应性,用相同方法双份复试,发现至少一份复试结果仍具有反应性。

**验证**

证明所有操作程序、工艺、活动或系统都能达到期望的结果的行为。正常情况下验证工作应根据规定的和经批准的方案事先进行,方案中应描述检测和接受标准。

**西尼罗河病毒(WNV)**

一种有包膜的单链 RNA 病毒,为西尼罗河热病原体。

# 3 质量管理

## 3.1 原则

质量是血站中各个步骤涉及到的所有人员的职责。血站的管理包括质量体系研究和质量管理体系的执行和维护。质量程序设计应确保每种产品(包括分级分离用血浆)从献血员的筛选到成品的分发均按照相同的方式生产。

质量管理涉及质量方针、目标和责任等所有活动,以及通过质量计划、质量控制、质量保证和质量改进的实施,以保证血液和成分血的质量和安全。

达到质量方针和目标是血站高级管理者的职责,需要血站所有员工的参与和讨论。高级管理者应该定期审核质量体系以确认其效果,必要时应考虑采取整改措施。

血站的组织机构中应该有质量管理部门,由一个或更多人员组成。质量管理人员应该负责确保所有文件证据即质量政策、程序和活动的完成。高级管理者应该与质量管理部门协调,向全体员工提供明确的发展和执行质量保证政策和目标的方向。应该制定质量保证政策和目标,以确保每次采集制备的成分血达到最高的安全和质量标准,这个政策和程序应遵守国家的和国际的法规(如可能)和要求。

员工应能理解质量目标的意图和自己在完成目标中所扮演的角色。质量管理体系的执行情况应该定期评估,以确定目标是否达到或能持续达到。如果质量体系中有缺陷,应采取纠正措施,质量管理部门应负责监督整改和遵守情况。

血站应有独立的功能完成质量保证和质量控制的职责。质量保证职能应独立于生产操作,确保所有的过程进行,并有文件记录。质量保证职能应涉及所有质量相关的事件,并包含所有质量相关的文件审核和批准。

## 3.2 质量保证

质量保证是一个广泛的概念,涵盖了所有单独地或综合地影响产品质量的事件,它是为了确保产品质量符合预定用途而作的总体安排。因此质量保证包含了GMP和其他要素,包括本指导原则范畴以外的内容——如产品设计和研发。

质量保证是质量管理的一部分,保证所有关键过程都以书面形式进行正确的描述(见第5章),按照GMP原则执行,并遵循适宜的法规。质量保证体系应充分文件化,并向生产过程涉及到的每个人进行分发和解释。

质量保证体系的所有部分应该配备足够的有资质的人员、合适的厂房和足够的设备和设施,以保证生产过程安全、质量保障。

### 3.2.1 血站的GMP

GMP是质量保证的一部分,保证血液制品按照合适的质量标准稳定生产和进行质量控制,使达到拟定用途,满足预定的规程要求,必要时满足销售授权的要求。GMP旨在消除血站操作中固有的风险,如污染(包括交叉污染)、混淆、疾病传播或其他的由于使用血液制品而产生的意想不到的副反应。GMP与生产和质量控制都有关系。

GMP的基本要求如下:

·所有生产过程都有政策和标准操作程序的明确规定,并根据实际经验进行系统性检查,能稳定地生产出符合规范要求质量的产品。

·对于输注用或进一步生产用产品的制备,所用到的设备和试剂,以及工艺和方法验证等,在使用前需确认。

·提供必需的资源,包括具有资质并经过培训的人员、足够的厂房设施、合适的设备、适当的材料、批准的程序和指令、合适的存储和运输。

·应有体系确保所有签发产品的可追溯性,必要时,任何疑似不符合标准的产品,便于召回;同时应有投诉处理体系。

·应有体系负责工艺和质量改进的功能和活动。

### 3.2.2　质量控制

质量控制是 GMP 的一部分,涉及质量规程、取样和检测。质量控制也与组织机构、文件化和放行程序有关,这些都是为了确保进行必要的和相关的检测,在物料和产品质量未经判定符合要求以前,不得放行使用或供应。血站的质量控制程序参考 9.5 和 9.6 部分。

## 3.3　产品质量回顾检查

为了强化产品质量趋势和鉴定产品及工艺改进,应进行定期或滚动式质量回顾检查,目的是确认现有工艺的稳定性和现有规范的适用性。

产品的质量回顾检查可看作是调查成分血及其制造过程总的质量状况的一种手段,包括起始原料的采集。正常情况下这种产品质量回顾检查应该每年进行一次并进行文件化。根据国际和 NRA 的要求和建议,可以包括:

——起始材料的回顾检查;

——关键工艺控制的回顾检查;

——质量控制和质量监测结果的回顾检查;

——所有变更的回顾检查;

——设备状态确认的回顾检查确认;

——技术协议和合同的回顾检查;

——所有显著的偏差、误差、非一致性,以及执行的整改措施的回顾检查;

——内部审计和其他检查结果及纠正措施的回顾检查;

——投诉和召回的回顾检查;

——献血员筛选标准的回顾检查;

——献血员延期的回顾检查;

——回顾性分析事件的回顾检查;

## 3.4　质量风险管理

血站应确保在自身厂房内生产的血液组分满足其预定用途所要求的质量,符合质量标准的要求,在产品的生命周期内不会由于安全、质量或效力不够而给接受者造成风险。为了可靠地达到质量目标,应该有一个经过综合设计、能正确执行的质量保证体系,包括 GMP、质量控制和质量风险管理(QRM)。

一个有效的 QRM 方法是通过提供积极的方法识别和控制潜在的质量问题,从而确保产品质量。当出现质量问题或偏离标准工艺和规程需要进行评估时,或当计划的变更需要评估时,有效的 QRM 方法能促进和改进决策的过程。

QRM 的两个基本原则是:

·质量和安全的风险评估应该基于科学知识,最大限度保护献血员和(或)受者。

·付出努力的程度、QRM 过程的正式程度和文件化的程度应该与风险级别相匹配。

QRM 过程和应用的实例可以在 QRM 指导原则中找到,如协调人用药物注册技术要求的国际会议(ICH)Q9 指导原则,它描述了 QRM 的过程,提供了一系列方法和工具去运用 QRM 原则。

## 3.5　变更控制

应该有一个正式的变更控制体系应对那些可能会影响血液或成分血的质量、可追溯性和可用性,以及影响血液、成分血、献血员或受者安全的变更,变更应对措施应有计划、评估并进行记录。变更控制体系应确保变更在执行前得到正式的批准。而且应该保证对提出的变更所造成的影响要进行评估,确保所有必须的措施,如确认和验证、人员培训、操作规程的采用、合约的修订、维护任务的定义、第三方和官方的信息,在变更生效的同时被确定并完成。是否进行额外的检测和验证要有科学依据,风险分析作为 QRM 的一部分是合适的。

变更实施后,应进行实施后评估以确定引入的变更是成功和有效的。新设备、工艺和方法的引入都应作为变更来处理。

## 3.6　偏差评估和报告

应对来自标准操作程序和验证过程的偏差,或与规程及其他质量相关要求的不相符之处进行记录和调查。应该评估这种偏差对有问题的产品或其他产品质量的潜在影响。

对偏差原因和可能涉及偏差的相关程序进行评估应进行归档。已完成的审查和批准的调查应由质量保证和(或)质量控制等部门形成文件。

所有的偏差和不相符之处应在系统中登记,方便进行适当的数据检查。应定期进行数据检查,以数据追踪和趋势分析的方式进行,这样有利于工艺改进。

对于偏差和不相符的处理应该以书面形式确定。应在合理的时间里采取行动以避免同一血站对其他生产的产品产生影响。

在某种条件下,偏差评估后产品可能接受。文件应该包含接受这种与特定要求有偏差产品的判定依据和理由,应该由负责人签字。

## 3.7　整改和预防措施

应建立、执行和维持整改及预防行动体系,以确保血站有持续的改进。该程序应包括偏差和不相符之处的管理、投诉、质量体系管理回顾、检查和审计发现的不良事件和问题,还应该确保对所有整改和预防措施恰当记录。

整改和预防行动系统应该保证每个质量问题被发现并得以纠正,并防止同样的问题再次发生。整改行动应在合理的规定时间范围内完成。血站的管理应包括整改和预防行动的回顾检查。

血站应有适当的收集、存档和评估质量数据的方法和程序。产品或质量问题应纳入整改和预防行动系统。质量数据包括所有的错误、偏差、不相符之处、事故、高风险事件和投诉。质量数据还包括质量控制检测和监测活动的结果。质量数据应在规定的时间间隔内进行回顾检查,以找出可能需要采取纠正措施的产品和质量问题,找出可能需要采用预防行动的不利趋势。

## 3.8　内部审计

为了监测实施的情况及与质量管理系统的一致性,应根据已建立的程序定期进行内部审计。内部审计应由隶属于质量保证部门的、经过培训的、独立的、称职人员进行。

内部审计应有计划安排,应涵盖全部的操作部门,包括数据处理系统。每次审计应根据批准的审计计划执行,审计计划用来评估与内部要求和可行的国内和/国际法规的一致性。

所有的审计结果应记录在案并报告管理部门。应及时有效地进行合适的纠正和预防行动,整改完成后应进行有效性评估。

具有内部审计职能的质量保证部门,不能审计自身,应由一个独立的部门审计。内部审计不能代表官方检查,官方检查要由有资质的国家当局执行,审查是否与国家法规一致。

## 3.9 投诉和产品召回

### 3.9.1 投诉

应有体系确保所有投诉按照书面的和经批准的标准操作程序处理。投诉的审查应考虑到是否与成分血的质量缺陷有关。血站应确定是否启动产品召回。该过程应有标准的操作程序。投诉、不良事件或不良反应以及任何与产品潜在缺陷有关的信息应仔细审查并彻底调查,以找出问题的根本原因。应考虑是否给其他产品也造成了影响。所有的调查和整改行动应及时进行,以确保受者的安全不受到影响,确保同一血站生产的其他产品不受影响。

应针对问题的根源立即采取整改行动,并应采取行动以防事件再次发生。整改行动实施后应积极跟踪(见3.7)。

应指定专人负责投诉管理和协助调查,在规定的时间范围内采取整改行动和预防措施。负责质量的部门应参与整个过程。

所有的投诉包括原始细节都应记录在案。应对所有的针对投诉所作的决定、调查和采取的措施进行记录。投诉记录应定期回顾检查,以检查不利趋势或反复出现的问题,以确保产品质量不断改进。

按照国家要求,投诉应当告知NRAs。

### 3.9.2 召回

应有有效的书面召回程序,包括对职责和应采取行动的描述。无论什么时候发现产品标准与血站和NRAS放行标准不相符,都应启动召回。这种情况可能发生在产品放行后才获得信息,如果事先获得信息,应阻止成分血放行。当发现工作人员没有按照标准操作程序进行时,也可能启动召回。应在规定的时间间隔内采取纠正措施,应包括所有相关组分的可追溯性,如可行,还包括回顾性分析程序(见3.11)。

血站应推举合格人员对产品是否需要召回进行评估,并启动、协调和记录所采取的必要行动。

召回操作应及时,可随时进行。因此标准操作程序应包括紧急情况和"非工作时间"联系的细节。按照国家要求,召回应告知NRA。

召回产品应销毁。如果召回产品没有被销毁,应标记清楚,在安全区域分开储存。

## 3.10 工艺改进

对体系任何部分的潜在改进思路可能来自科研、开发、集思广益,或来自对不相符之处、不良事件和投诉的管理,或来自内部或外部审计或检查发现的问题,以及来自质量监测活动的过程中发现的偏差。

改进过程应跟踪已经制定和实施的整改或预防行动。应有有效检查确定任何变更所带来的影响或效果。这些活动应记录在案并至少每年一次（在质量管理总结报告中）向最高管理部门报告。

## 3.11　回顾性分析

应建立书面体系执行回顾性分析程序。该过程应该能够对产品追踪，从献血者的采集到最终受者，从受者回溯献血者，最好是通过计算机数据库进行追踪。

当通过回顾性分析确定应剔除某份捐献的血液或血浆时，如这个标本是从一个因为病毒标志物阳性、高风险的行为、接触了 CJD/vCJD 或与传染病相关的其他风险（献血员回顾）[3] 而被拒收的献血员身上采集的，就应该遵循该标准操作程序。

如果已经确认某个献血员患有血液制品传播的疾病，或者有高风险的行为，应该永远禁止该献血员捐赠血液。应该追踪从该献血员采集的所有血液，并禁止其使用或进一步生产，直到过期被销毁。如果这种捐赠的血液已经被使用或正在进一步加工，应有程序确定采取适当的行动。为了献血员的健康和血液供应的安全，建议采取献血员告知与劝告等措施。

受者发生疑似输血相关反应报告时，应有调查过程以确定可能涉及的献血员（受者回顾性分析）。涉及传染疾病或对受者造成伤害产品的献血员应不再献血。应对所涉及的献血员捐献的其他血液进行追踪，如果在有效期内，其成分血要从库存去除并召回。

所有捐献后的信息应记录和保留。应有体系做出相应的反应，及时去除未到期的问题产品不得发放，以确保受者的安全。

应劝告回顾性分析过程中确认的问题产品的受者，他们有因接触潜在污染的产品而感染疾病的风险，应对接受者提供疾病标志物的检测、咨询，如果患病，还应给予医疗救治。对于组分分离用血浆，应通知药品制造商以便进行回顾性分析。

# 4　人员

应该配备足够的人员，从事工作的人员应能胜任本工作。为了保证血液和成分血的质量和安全性，他们应该有合适的资格和经验，应接受上岗培训和再培训。

只有那些能胜任的生产过程操作、已经阅读和理解所有相关标准操作程序的人员才能从事生产和分发过程操作，包括血液采集、质量控制和质量保证。

## 4.1　组织机构和职责

任务和职责应清晰描述，容易理解。对人员工作应有清晰的、通用的书面描述。应有组织机构图表明血站的分级管理结构，明确划分责任和报告的路线。

关键人员包括以下职能和分工：

－"负责人"（参见下面的职能和资格）；

－生产加工及操作经理，负责所有生产加工和操作活动；

－质量控制经理，负责所有的质量控制活动；

－质量保证经理，直接向负责人报告发现的问题或质量情况，如果没有达到质量和安全期望值，有权终止操作；

－内科医生,负责保证献血员和发放的成分血的安全性。

血站应推举"责任人",其职责是:

－确保遵守批准的献血员选择标准;

－保证每袋血液或成分血的采集、检测、加工、储存和分发与强制执行的国家法规一致;

－向国家管理当局提供信息;

－确保按要求开展人员的上岗培训和再培训;

－确保血站建立质量管理体系和血液预警系统(确保可追溯性和严重的不良事件和反应的告知)。

负责人应该符合国家法规对资质的要求,或符合下列最低资质要求:

－应有文凭、证书或其他正式的资格证明,证明在医学或生物科学领域完成了大学或同等课程的学习;

－应有相关领域的实践经验,最好是有在某个或多个授权机构进行血液和成分血采集、检测、制备、储存和分发等相关活动的两年以上的工作经验。

按照国家法律,责任人的名字必须上报 NRAs 备案。

质量保证经理和生产加工或操作经理应是不同的人,其各自具有独立的功能。质量保证经理负责确保有合适的质量体系和方案来保障所有的材料、仪器、试剂、血液和成分血的安全和发放无误。

生产加工或操作经理负责确保有合适的生产和技术工艺和程序用于血液或成分血的生产。

内科医生应有完成大学课程学习而颁发的相关医学学位,应该拥有国家当局所要求的任何注册证或许可证。

应将相应职责落实到经过培训的每个人员。责任书应为书面形式,应该定期审查。

## 4.2 培训

工作人员应接受与他们特定工作相适应的岗前培训和再培训。培训应由有资格的人员或培训员进行,应按预定的书面计划进行培训。应有经批准的培训计划,应包括:

－输血医学的相关原则;

－GMP;

－微生物学和卫生学的相关知识。

培训应有记录并存档保存。

### 4.2.1 岗前培训

针对新入职人员或接受新任务人员的岗前培训计划应考虑所有相关的任务和程序,包括总的科目如质量保证、GMP 和计算机控制系统。相同的科目和原则也可以用于那些长期离开了工作岗位又重新返回人员的培训。应对时间范围进行限定。

培训记录应至少注明培训者、所有特定的任务(包括相关的标准操作程序)和培训完成时间。培训者和受训者都应在记录上签名。一旦培训完成,人员应有能力胜任他们受训的工作。如果使用了数据库,人员培训概貌图应每年更新。

### 4.2.2 在职培训

应有在职培训计划(理论和(或)实践培训),以确保人员的技能紧跟分配给他们的工作任务。这样的培训计划应该将科学技术的发展考虑进去。培训也应包括标准操作程序和对人员要求的任何变更。内部和外部的培训课程对再培训都有用。

### 4.2.3 能力

人员的总体能力是教育、经验和培训的结果。能力作为血液和血液制品质量和安全性的关键因素,要仔细地评估和不断地监测。

一旦上岗培训完成,应对人员的能力进行评估和归档。确定了初始能力后,应定期对能力进行评估。培训计划的内容以及它们的有效性应定期回顾检查和评估。

## 4.3 人员卫生

所有的人员,在雇佣前和聘用中,应进行适当的健康检查。任何人在任何时间如果患有可能危害产品质量和(或)献血员安全的疾病或开放性伤口,都不得从事血站生产过程,直到人员情况不再认为具有相关风险。

应进行所有人员的卫生培训。特别是在工作前、工作中和工作后,如血浆收集和生产,应要求人员洗手并消毒。

应特别注意要保护献血员、员工和产品不受污染,特别是血液和任何其他人源性材料的污染。

为了保证产品、献血员和员工不受污染,工作人员应根据他们的工作职责,穿上适合洁净防护服。洁净服如果可重复使用,应储存在单独的密闭容器中,再正确清洗,如果有必要,应进行消毒或灭菌。在进行任何可能接触血液或成分血工作时,如合适,应穿戴一次性或灭菌手套。

不得在生产、检测、存储或分发区域,或在其他可能危害产品质量的区域吸烟、吃喝、咀嚼,或摆放植物、食品、饮料、吸烟材料和个人药品。个人卫生程序,包括使用适当的防护衣物及设备,应适用于所有进入生产领域的人。

# 5 文件存档

程序和记录的存档是质量保证体系必不可少的。它确保工作按标准和统一的方式进行,以及所有步骤的可追溯性。书面指令应包括所有使用的方法和程序,并应对所有授权人员开放。

## 5.1 标准操作程序和记录

### 5.1.1 标准操作程序

所有关键步骤如起始材料的购买和接收,献血员的筛选、血液的采集,成分血的制备,实验室的检测及相关的质量控制试验,产品的标签、存储、放行、分发、运输及成品的召回,应按GMP原则和有关国家法规分别形成书面指令。质量保证程序,如投诉调查、偏差管理、不合格产品召回、变更控制和文件控制也应分别形成书面指令。

所有的活动应按照标准操作程序进行。对标准操作程序和生产过程应定期回顾检查和更新,以提高产品的质量和配送服务。文件回顾检查过程本身应记录存档。

### 5.1.2 记录

应现场记录每一项可能会影响血液和成分血质量的活动。对于关键的活动应复核检查,要么由第二个人检查,要么以电子方式检查。应以文件化方式确保该项工作是按标准操作程序,以标准化的方式进行的,并且所有的关键步骤是可溯源的,特别是那些有可能影响产品质量的步骤。文件化应确保所有的步骤和所有的数据通过独立的审查来确认。如可能,所有文件应注明实际操作人、工作日期和工作中使用的设备。

记录应清晰、准确、可靠,结果和条款可以真实再现。记录通俗易懂是非常重要的。手写输入数据应清晰。任何记录的更改方式应既能阅读和审查以前的条目,又能看到更改、更改日期和更改责任人。

关键的生产和实验室检测记录应经常检查其完整性、可读性,合适时,由管理者或其他指定人员检查其准确性。

## 5.2 文件控制

所有的文件应摆放有序,有唯一的标题和参考号码,并应说明版本和生效日期。该文件的内容应当清楚,不应包括多余的信息,应明确概述其名称、性质、目的和范围。文件应由授权人审查、批准、签署。审计追踪应显示文件控制每一步的责任人。

### 5.2.1 文件管理

应有文件管理系统。概述特定生产步骤或其他关键步骤的文件应能被执行该任务的人员随时获取。应建立文件控制标准操作程序来进行文件的制定、审核、批准、分发、执行、修改和归档。当文件已被修订,文件管理系统应该具有防止不慎使用已废弃的文件的功能。

每种文件应有发放记录,至少能显示与文件相关的工作区域或任务。所有文件的变更应及时进行,并应由授权人审查,签署日期和名字。应设计、制定和批准标准操作程序,在实施这些程序之前应对人员进行统一培训。

### 5.2.2 记录保存和归档

所有对血液或成分血的安全性和质量至关重要的记录,包括原始数据,按照国家法规,应在安全区域保存,最好至少存放 10 年。根据 NRAs 和国际要求或特定的合约协议可能要求记录保留更长时间。无限延期献血员的记录应永久保存。

过期的标准操作程序应在历史文件系统中保存。文件应归档在安全的区域保存,如果需要的话,授权人员可随时检索。应对归档和检索的程序进行验证,尤其是使用计算机控制系统时,以确保所有的信息可以在任何时间被检索和阅读,直到文件要求的保留期结束。

# 6 厂房和设备

## 6.1 厂房

### 6.1.1 设计与建造

厂房的选址、建造、调试和维护应适合厂房内所进行的操作。厂房的设计应便于进行有效的清洁和维护,以尽可能减少污染的风险。工作流程的设计和布局应符合员工、献血员和产品的合理流向以尽可能减少差错风险。工作区域不应作为过道或储存区域。

辅助区域应与献血员评估区域、筛选、采集及制造区域分开。清洗和盥洗设施,更衣和餐饮设施(如需要)都应保持卫生整洁。

制造、检测和储存区域应能防止未授权的人员进入。

照明、温度、湿度和通风应合适,但不能对制造或储存造成负面影响。厂房的设计和安装应能最大程度防止包括昆虫在内的动物进入。

厂房设施应仔细维护和清洁(见6.2.2 和 6.2.3),如合适,应根据详细的书面标准操作程序进行消毒。清洁记录应保留。

### 6.1.2  献血员区域

献血员区域应和所有的制造及检测区域分开。

厂房的设计应适合操作并符合献血员的合理流向,如可能,应采用单侧流向,以便那些已经通过接待、筛选和献血的献血员不再回到前面区域。

考虑献血员和员工的安全,筛选献血员的区域应能进行私密性面谈。献血员休息室和茶点室应和献血区或储存区分开。

### 6.1.3  制造区域

血液的加工应当在能满足用途的足够大的厂房中进行。献血员区,制造区和检测区域应相互分开。

只要可能,都应使用密闭的系统。用经过验证的无菌连接装置产生一个功能密闭系统。

当不可能或不适合使用密闭系统时,应减少污染或交叉污染的风险。因此,根据 WHO 的对无菌药品的 GMP 定义[12],用于成分血生产的厂房在开放操作时应设计并达到 B 级背景下的 A 级环境。如果产品的制备直接与额外的安全措施相结合,如加工后在规定的时限输血,或立即将产品放在能防止微生物生长的储存条件下,环境要求可以稍微宽松。进行开放操作的人员应穿合适的衣服(即合适的外衣、口罩或手套),并应定期接受无菌操作的培训。无菌过程操作应经过验证。质量保证部门应对环境监测提出方案和评估。

用于分离成分血的厂房应保持清洁和卫生。根据生产过程的风险评估,适当情况下应考虑对关键设备表面和环境的微生物污染载量进行监测。应有相应的记录。

每个加工和储存的区域都应该禁止无授权的人员进入,且只用于预定的目的。

### 6.1.4  储存区域

储存区域应提供足够的空间,其布局方式应能保证存储的材料的干燥和有序放置。

应控制、监测和记录储存条件,应与规范要求一致。应保证整个存储设施内的温度分布均匀,并有相关的记录。这对血液和成分血加工中所用的关键材料尤为重要。应至少每天进行温度检查并记录。在温度的上限和下限应有合适的报警,应定期检查并记录在案。对警报时所应采取的适当行动应有书面规定。

中间产品的存储和转运应在规定条件下进行,以确保符合规范的要求。

储存区域应对已检疫的和已放行的材料或组分提供有效的隔离。废弃的组分和材料应当有一个独立的区域。

### 6.1.5  实验室

检测实验室的设计和建造应尽量减少差错和污染的风险。实验室区域应与生产区域及成品区域分开。批准进行核酸扩增检测(NAT)技术的区域,应考虑独立的厂房(房间)和空气处理系统。应考虑建造单独的房间进行标本采集,另一个房间进行扩增和核酸检测,以尽量减少污染或假阳性结果的风险。

### 6.1.6 流动采血点

流动采血点设施的设计应足够大,以满足操作的需要。应满足工作人员、献血员和产品的合理流向,以尽量减少错误的风险。在活动站点的采血应周密计划。附属区域(休息室)应与献血区或储存区分开,但仍应确保对献血员在献血后休息期间进行观察。

在设施用作流动采血点之前,应按如下标准评估其合适性:

- 足够的空间大小,以便正确操作和确保献血员的隐私;
- 员工和献血员的安全;
- 通风、供电、照明、洗手设施、可靠的通信、足够的血液储存和转运空间及适宜的温度条件。

每个站点都应该有一个经过批准的计划,详细说明站点的布局。流动采血点的设置应根据批准的计划进行。

## 6.2 设备

### 6.2.1 设计与制造

所有的设备应进行精心设计和安装以适合预定目的,并且不应对献血员、员工或成分血有任何危害。应允许对设备进行有效的清洁,并建议对所有与血浆袋系统直接接触的表面进行消毒。

设备安放的位置应合适(如天平应放在一个合适的水平表面),使其不受周围环境的负面影响(如直接阳光照射会对单采系统或天平之类的光学仪器产生影响)。

### 6.2.2 维护

维护、清洁和校正应定期进行并做好记录。设备维护应根据文件化的计划定期进行。

维护计划应该建立在确认的基础上。维护间隔的确定应该按照制造商的设备说明进行。如果设备制造商没有规定维护的时间间隔,维护应至少每年进行一次。根据风险评估结果确定不同时间间隔。如果制造商没有定期维护建议,至少要根据文件规定的程序进行功能控制。所有的维护工作都应记录在案。外部技术服务的维护报告应由血站的员工检查并会签,以便通过维护效果决定是否需要采取行动。维护文件应包括足够的信息来确定进行何种形式的检查。

不常用的设备也应进行维护,包括备份系统在内。

使用、维护、服务、清洁和卫生消毒的说明书应采用使用者易懂语言。对每种设备应该有书面的、详述设备故障或不运行时应采取行动的程序。发生故障的设备或不能运行的设备应明确标识,如果可能应移出工作区域。

无菌连接装置的维护应包括拉力强度的检查。另外,由于它是设备中非常关键的一个部件,应定期进行功能检查,测试管子的焊接是否完好。

一般来说设备的其他部分也应考虑进行功能测试 – 如天平,在仪器移动或运输到一个流动站点后,使用前应进行功能测试。

对所有的关键实验室设备或系统应有定期维护程序,包括合适的时间间隔。在仪器维护或调试后,需要执行设备放行程序。

如果维护工作外包(如交给供应商),应记录在案。在设备返回到血站用于制造成分血之前,设备应进行评估以确定它是否具有预期的性能。

### 6.2.3　清洁

应以标准操作程序方式建立和描述清洁程序。设备的清洁应考虑制造商的说明书。如有必要,建议对与血浆袋系统直接接触的所有表面(如离心机、分离器、储存架)进行定期清洗和消毒。

应使用经批准的具有足够抗菌活性的消毒溶液。应建立清洁计划,特别说明清洁的间隔时间以及清洁不同仪器和厂房所用的方法。清洁程序应对血液或成分血没有负面影响。清洁活动应记录在案。

### 6.2.4　校正

用来收集和进一步分离血液以及用来进行质控测试的测量仪器和测量系统应根据制造商的说明书进行定期校正。应按照已建立的标准操作程序和国家法规进行校准并记录。必须定期校准温度探头(例如冰箱里的探头)、滴管、天平、计时器和血色素仪(使用制造商提供的血浆控制品和(或)比色皿)。用于校准的装置,如用来校准天平的质控砝码,应证明是精准的(通过已知标准测试)。如果校准是用另外一台仪器通过比对测量方法进行,应限定两台测量仪间的最大允许偏差。

## 6.3　计算机控制系统

计算机控制系统可定义为一个功能单位,由一台或多台计算机组成,涉及输入和输出设备,软件用来存储部分或全部通用程序,以及用来执行该程序所需的所有数据[9]。计算机控制系统执行用户编写或用户指定的程序,执行用户指定的数据操作(包括算术运算和逻辑运算),同时在运行中它可以执行自我修复程序。 计算机控制系统可以是一个独立的单位,也可以由几个相互联系的单位组成。

硬件和软件应该加以保护,防止未经授权的使用或更改。

关键的计算机控制系统使用前应验证。在以下情况下,该系统被认为是至关重要的:

－它直接关系到血液制品的生产、血液或血液制品的检测(献血者/接受者)、贴标签和放行等关键程序;

－计算机系统用来处理或操作相关的信息;

－计算机系统影响产品质量、信息管理、存储,或关键性操作和控制的工具。

应以风险评估为基础进行定期的再验证或年度检查,以确保其可靠性。

当发生故障或失效时,对每个类型的软件和硬件应有程序详述应采取的行动。应有备份程序,以防止预期或意外停机时或功能故障时记录丢失。对于存档和检索过程应进行验证,以确保存储和检索数据的准确性。

一旦进入例行操作,要保证关键的计算机控制系统处于经过验证的状态。任何变更都要通过正式的变更控制系统来处理,这些控制系统包括确认和(或)验证。在变更引入例行操作前,使用文件要变更版本的工作人员要经过培训。任何软件的更新都要事先对其进行评估,应有专门的程序来验证或证明更新的安装是可接受的。

像实验室检测数据这样的关键信息,若由人工输入,需要由其他人独立地确认和放行。当使用计算机控制系统时,必须保证对其进行审核跟踪。

# 7 确认和验证

## 7.1 设备确认

所有设备应合格并根据验证程序进行使用。

新的或修理过的设备在安装时要符合相关的确认要求,使用前必须经过批准,确认结果要记录存档。

确认的范围要依据设备的关键性能和复杂程度而定。对于有些设备,它的安装确认和校准就足够了,而那些更复杂的设备可能就需要一个更周密的方法进行确认和验证,应该包括设备、相关的操作和使用的软件等。

《WHO 的验证指导原则》[10]以及《药品检查合作计划》(PIC/S)中的《验证主计划、安装和运行确认、非灭菌过程的验证、清洁验证的推荐》[11]对验证和确认都有进一步的指导。

## 7.2 生产过程验证

血液和成分血生产的所有关键步骤在执行前都要根据预定的检测方案和可接受标准进行验证。这些关键步骤包括献血员的选择及合格的判定、成分制备、献血员的传染病检测(见 7.3)、ABO 血型鉴定及抗体筛查,如可行(如红细胞浓缩物),包括贴签、储存和分发。

验证研究,可能的话应包括基于统计学的取样,以确保生产品质和特性稳定的产品。验证可接受的标准应基于每种成分血所特有的一套标准规程,包括一整套由血站或 NRAs 建立的(见 9.4.3 和 9.6)质量控制试验,如重量体积比的测定、残余血细胞(视不同产品而定)、血红蛋白、相关凝血因子(如 FⅧ因子)和(或)总蛋白/IgG 含量(如有必要)的测定。应有验证数据确保成品能够符合其质量规程要求。

同样的,单采系统(包括软件)也需确认及维护。单采程序要进行验证。与成分血的质量相关,验证标准视不同产品而定,包括产量、回收率、白细胞残留量、血红蛋白及相关凝血因子的含量等。新单采程序的验证研究要评估采血材料接触血液后可能诱导凝血、纤溶和补体系统活化的风险。这些研究通常由单采系统的制造商来进行,以支持取得主管当局的许可证。

## 7.3 选择合适的检测系统筛选传染病

捐献血液传染病标志物的筛查质量取决于以下条件是否满足:

·应使用指定的和经验证的献血员筛查检测系统,其他系统如经验证仅以诊断为目的的检测系统不能使用;

·所有检测系统都要由制造商验证;

·检测系统用于常规分析前,实验室应通过验证,证明能达到制造商的规程要求(原则上也适用于实验室的内部检测);

·对于检测系统的常规应用,实验室应表明能达特定的性能,并保持稳定。

捐献血液的筛查通常需要高灵敏度的检测系统,尽管会以牺牲特异性为代价。尽管这样可能导致假阳性的比例增加,但是确保所有真实阳性结果的组分都被检出不被放行才是最重要的。运用新实验或技术时,必须经过适当人群(如献血员、受者和血清转化的受者)样品的检测,将新技术和现有的检测系统的结果进行比较,才能建立准确的规范。

检测系统的验证包含四个主要要素:

· 分析试剂,应当包括质控品(如阳性对照样品、阴性对照样品和标化样品);

· 设备;

· 如可行,软件;

· 操作处理步骤(检测方法)。

验证记录不仅要提供证据表明已达到检测范围和既定的规程要求,而且还要提供所有关键材料、关键设备以及过程条件(如孵化温度和时间、离心的转速)的准确描述。另外,符合规程要求的处理和加工说明应以书面形式记录下来并随检测系统一同提供。

制造商需要建立和(或)达到的检测系统规程是:

· 特异性;

· 敏感性;

· 准确度(测量值与真实值的接近程度);

· 重复性(系列的重复);

· 重现性(系列的重复,操作者、日期或试剂批号的不同);

· 已知的干扰因素(如溶血血浆、脂血血浆);

· 检测的上下限(系列稀释)。

除了对合适的供血人群和受血人群进行检测外,应使用合适的参考品确定检测系统的性能标准。当特定的标志物可获得时,这些参考品应该可以溯源到 WHO 的国际标准品或参考试剂。

对于每一个检测系统应建立必要的文件系统,至少包括以下信息:

· 检测系统(试剂、质控品、用具等)、设备和稀释剂(如可行)的描述;

· 安全说明;

· 实验原理的描述;

· 规程;

· 取样程序、取样计划、样品处理及检测程序的描述;

· 内部质量控制(阳性、阴性),检测每一个系列的献血员样品都应内控;

· 推荐的校准材料及校准频率(如更换试剂批号);

· 原始的测量结果(如吸光度);

· 测量结果和(或)结果转化的解释;

· 接受标准、中断值、参考值、限定值、前区,灰区。

如可行,用于血液筛查的检测系统应得到 NRAs 批准。

## 7.4  实验性能的验证

除了制造商对检测系统进行验证外,在检测系统用作常规检测前,实验室必须进行现场验证。现场验证应证明:

- 通过实验室证明试剂盒制造商确立的检测系统性能规程能够达到;

- 实验室的人员经过培训,完全明白并可以胜任检测系统的操作。

在初次使用前,关键设备(包括相关的计算机控制系统),应当经过充分的确认和符合资质要求。应进行安装确认、运行确认和性能确认并记录存档。这些工作可能需要供应商和(或)第三方参加。强烈建议性能确认应由最终使用者而不是第三方去完成,因为这是为了确认设备运行能够满足设计的要求。

另外,要证明检测系统的性能规程能始终满足日常的献血员检测。这意味着可以通过以下几个方面来完成:

· 在每次检测时都要包括内控和外控品;
· 收集先前测试过的样品,将其作为一个内控的血清参考品用于定期的在线质量控制;
· 监测控制品的值(如:使用 Levi-Jennings 图标说明);
· 运用统计的方法确定质量控制品测定值的标准差;
· 进行偏差管理(警戒范围、控制范围、Westgard 法则)监督整改行动;
· 用外部标准品或参考材料监测质控制品测定值的趋势;
· 让所有合格的人员参加外部质量评估计划(能力测试)。

# 8 材料和试剂的管理

## 8.1 材料和试剂

只有来自经批准的供货商,并能满足文件化标准和规程要求的材料和试剂才能使用。材料和试剂必须符合医疗器械材料相关法规的要求。材料、试剂和供货的管理程序应当确定任何可能影响最终成分血质量因素的可接受标准。关键材料的供货日志或记录应表明是按照确定的规范要求进行接收,并且应该确认接收人。

## 8.2 验收和检疫

对收到的货物应进行适当的检查(如所附的合格证、有效期、货号和缺陷等),以便确认与订单相符并符合规程要求。对于受损的包装应当仔细检查以确认是否影响了材料的质量。新进的关键材料(如灭菌溶液、血袋系统、检测试剂等)应立即进行物理或管理上的隔离,直到放行使用。关键材料应在独立区域分开存放以保证隔离状态,这些区域应标识清楚,只有被批准的人员才可以进入。在包装上标识状态时,用不同的颜色标识或许更好。任何替代物理隔离的系统(如计算机控制系统)应证明有同等的安全性。

## 8.3 生产材料和检测试剂的放行

关键的材料应隔离接收,并评估是否符合要求。确定材料合格后,应由已授权的人员放行用于生产。材料实际放行可以由授权人或在经过验证的计算机系统指导下执行。放行应有最低的要求,检查产品的合格证或者由制造商提供的其他的可接受性记录,包含足够的信息来保证这些材料是可接受的。

与此类似,实验室要对每一个新批号的检测试剂盒进行评估,在发放到日常实验使用前,要检查其是否符合既定的性能标准。

无菌材料(如血袋系统、抗凝剂溶液等)的制造商应提供每一批产品放行合格证。血站应制定书面的确认合格证的可接受标准,至少应该包括材料的名称、制造商、是否符合相关的要求(如药典或医疗器械法规)以及材料是无菌和无热源的证明。

## 8.4　储存

材料和试剂应在制造商要求的条件下储存和有序码放,以易于按不同批号划分和货架周转。存放和使用应依据"先到(效期)先出"的原则(即先存储的货物应该先使用),使用有效期作为一种备选的货存管理技术也是可取的。

对于那些需要特殊储存温度条件的材料,除了满足条件外还需进行检查和定期监测。

## 8.5　材料和试剂的溯源性

存货记录应保存以备追溯。用来进行收集、加工或检测血液单位或血液组分的材料或试剂的批号等记录应该存档。关键物资的货存,如带序列号码的血液标签,应严格控制以防止由于剩余标签的无控制而造成混淆或错贴。

## 8.6　供应商的管理

与产品质量有关的所有材料和试剂只能从有资质的供应商那里获得或购买。买卖双方的关系(如合同的委托方和受托方)要以合同的方式规定下来。血站作为合同委托方有义务评估供应商(合同受托方)的能力。

合同签署的过程应包括:

·签订合同之前先进行资质审核,以确保供应商达到组织机构上的要求,也符合 GMP 的要求;

·设定合适的规程要求,以保证服务或货物的质量要求;

·对收到的货物进行合适检查以确认符合规程要求;

·检查以保证使用的货物的质量一直符合规程要求;

·任何一方在实施影响提供产品或服务的质量的变更之前,需要事先将变更要求告知对方;

·与供应商定期沟通,这有助于问题的了解和解决。

# 9　生产

## 9.1　献血员注册登记

献血员到达血站时,应陈述其姓名、住址和出生日期以证明其身份。每一位献血者还应提供其永久住址证明,并附电话号码,以便有需要时在献血后与其联系。

献血员尤其是初次献血员需提供带照片的身份证明,如身份证、护照或驾驶证。在进行每一步骤之前,至少在献血员选择和抽血之前,若这一步骤与产品质量和献血员安全相关,应对献血员的身份进行仔细反复地检查确认。

若使用电子数据库管理献血员信息,要对其进行两次检查或用其他有效方法确保手工输入的信息是准确的。

## 9.2 献血员选择

血液和成分血应源于健康献血员,对献血员应使用系统的经验证的程序进行仔细选择,这些程序包括对献血员的健康评估、社会行为史(献血员调查问卷)和体检结果的审核。这种评估以及对传染病筛选的实验室结果的评审,用于确保在放行任何成分血之前,献血员没有增加传播感染性疾病的风险。NRA 将产品类型、相关的传染风险及本国流行病学数据纳入考虑,在确立统一的献血员筛查标准框架中起到关键作用。对这些综合数据进行审核可用于献血员筛选标准的制定。NRA 也应该参与任何旨在修改献血员选择和血液检测程序的决策过程。

监管机构和专业组织已分别颁布有关全血和成分血的献血员选择标准的法规或建议(参见欧洲理事会的《成分血的制备、使用和质量保证指导原则》)[13],可将其作为参考。这些指导性文件也阐述了进行血液和血液成分生产加工时应考虑的关键点。

尽可能通过包括定期献血员和重复献血员的献血体系采集捐赠血液。从定期献血员和重复献血员获得血液,主要好处在于可获得最佳的献血员医学历史信息,从而有助于发现潜在的风险因素。

### 9.2.1 献血人群的流行病学监测

为了保证成分血最佳的长期安全性,血站应对献血人群进行不间断的流行病学监测。监测的目的是为了尽可能准确地了解与成分血安全性相关的传染病标志物的流行情况、发病率及趋势,便于及时采取对策。此系统应能采集流行病学数据,不仅包括国家或地区的数据,还应包括在一个国家或地区内的单个血站的献血人群的流行病学数据。考虑到某些传染病传播的可能性(如疟疾、南美锥虫病和变异的雅克病),对献血人群旅行模式应给予重视。

流行病监测获得的信息可用于以下几个方面:

· 检测不同血站的献血人群病毒标志物与整个献血人群的客观性差异;

· 检测血站在献血者选择和血液筛选过程中的差异;

· 检测传染病标志物的趋势,这可能反映病毒标志物在人群中出现几率的变化或特定血站在献血员选择和血液筛选时可能出现的偏差;

· 评价各种预防措施的关联性,如强化献血员选择程序,增加延期指标,或为避免成分血的污染进行额外的筛查试验。

当使用首次献血员的血液来制备成分血时,要将这组献血人群的流行病学数据纳入经血液传播的传染病的风险评估。有数据显示,首次献血员所构成的这一组人群,其中偶尔也包括寻求检测的人,他们在某些情况下比已通过选择(延期)程序的定期献血员更可能带有血源性病毒标志物。

推荐在采血点收集和分析 HIV-1/HIV-2、HCV、HBV 的流行病学数据,因为从历史看,它们代表了与成分血相关的主要致病风险。NRAs 有责任根据当地或地区的流行病情况,决定是否修改这个检测项目列表,或是否增加额外检测项目例如新兴传染病原体。对于现有的三个推荐标志物,只有确证阳性试验结果(例如在筛选试验中重复反应性和至少在一个确证试验中阳性)才需要记录、报告和分析。

### 9.2.2 献血员告知

应告知潜在的新献血员(最好包括口头和书面两种形式),他们必须回答与病史及个人行为方面的相关问题,以便确定他们是否符合献血标准。书面信息可以是一本手册,解释与血液制品相关的传染风险,以及社会行为对传染风险或传染风险因素的影响。这些信息通常由执业内科医生或指定的合格人员在执业内科医生监督下提供。这些信息应能清楚地解释排除献血员的延期标准。确保候选献血员能理解延期原因非常重要。

应要求候选献血员填写献血的知情同意书,以示他们已了解其道德和法律责任、献血相关的可能风险及可能的并发症。知情同意书也应包括此条款:献血员同意将其血液或成分血用于输注或进一步制造。

应告知献血员如果献血后发生意外事件,如生病或发现在体检中未暴露的新信息时,要及时与血站联系。

### 9.2.3 问卷和面谈

每个献血员的面谈评估应该由那些有资质的人员进行,他们接受过如何应用献血员选择标准的培训,选择标准所使用的书面调查问卷应经过验证,如果需要的话可直接询问。为了获得与献血员病史和健康状况相关的和长期的信息,建议献血员应阅读、填写并签署事先制定的调查问卷表,此问卷调查表根据献血员类型制定(如首次献血员或重复献血员)。问卷内容应涵盖关于献血者病史、旅行习惯、风险行为、药物使用及其他治疗方面的问题。也可以给献血员提供一份国家列表,以帮助其完成调查问卷中关于早期居住地及旅行等方面的问题。与之类似的是,也可以提供那些可能会危害接受者健康或可能预示献血者健康状况很差的药物列表。NRAs 可以对这些列表提供标准要求。

问卷列举的问题应利于献血员判断自己是否处于健康状态。这些问卷调查可用以下几种方式进行:

- 由问卷调查人向献血员提问,并记录答案;
- 由献血员自己阅读问卷,并记录答案;
- 献血员自己阅读电子问卷,并记录答案;
- 由电脑向献血员提问,由献血员记录答案;
- 用其他验证过的方法,这些方法能保证献血员能完全理解问卷中的问题,并知道如何回答和记录答案。

在献血员、献血员调查问卷和所采集产品之间应有关联。审核献血员的历史后,采集的血液组分应以一种既能让产品和历史记录相关联又能为献血员保密的方式来辨认。产品应当由唯一的捐献编号来区分,此编号应与献血员姓名相关联,但是产品信息不应包括献血员姓名,除非 NRAs 在特殊情况下要求,例如自体捐赠。

献血员阅读献血员信息和(或)回答问卷后,有血液传播疾病风险的应能自愿并保密地自我排除,这种保密性自我排除也应可以在献血后(如电话通知)。应该有自我延期原因的记录文件方法以及决定暂时或永久延期原因的文件记录方法。这些记录应与所有献血员筛选文件以相似方式保存。

献血员身份及信息、献血员选择的面谈和献血员评估都应当在每次献血前进行。血站(或流动采血点)的厂房和布局应为献血员的面谈及选择过程提供足够的保密措施,这样就能鼓励候选献血员回答一些涉及个人隐私的问题;否则捐献血的安全性会大打折扣。

应规定两次献血的最小间隔期,并且在每次献血之前还要审核或检查等待期是否符合。

### 9.2.4 延期献血政策和延期标准

作为血站延期政策的一部分,应当明确建立并公布针对潜在献血员的永久或暂时延期标准的清单,此清单应包含在献血员教育资料和血站的操作规程中。也应确定献血者是否以前被延期过,并应审核延期的原因,以便决定是否接受该献血员的此次献血。应将延期的原因告知被延期的献血员,告诫他在延期内不要再去其他的机构献血,并告知,根据 NRAs 和其他法律规定,其延期原因可被其他健康专家或政府机构共享。

NRAs 应明确规定献血的接受和延期标准,并且应作为国家法规应用于全国。制定和实施有效国家法规是 NRAs 应发挥的作用,NRAs 应强制实施此标准。

国际指导原则中发现的主要永久延期标准的例子有:

· 血源性传染病的临床或实验室证据,如感染急性或慢性的 HIV、HCV 或 HBV(在某些行政辖区,具有高水平的抗-HBs 抗体的献血员是可被接受);

· 过去或现在静脉注射毒品;

· 持续的细菌或原虫感染。

其他永久或暂时延期标准可包括:

· 男性同性恋者;

· 男性或女性卖淫者;

· 血友病患者或其他凝血因子缺乏症患者;

· 上述性伴侣或疑似携带上述风险因子的人;

· 献血前 12 个月内患黄疸的,因为这可能是甲、乙或丙肝的临床信号;

· 输注过血液、成分血、血浆产品、细胞治疗产品或带血管组织移植物治疗的,因为输血和移植是所有血源性感染的风险因子;

· 接触过他人血液,包括献血前 12 个月内遭受意外针刺;

· 献血前 12 个月内有纹身、划痕、打耳洞或针灸等行为的(因为这些行为可能是传播病毒性疾病的载体),除非有清楚的证据表明这些行为是在无菌条件下进行的;

· 有感染人嗜 T 淋巴细胞病毒(HTLV)等风险因素的;

· 有感染疟疾风险因素的(如在疟疾高发国家旅游);

· 确认有克雅氏病家族史的;

· 献血前 12 个月内入狱超过三天的。

当使用暂时延期标准时,针对献血员的恢复,应有相关人员培训的特需程序。在对献血员进行额外控制检测后或延缓期过后,有些暂时性延期标准可以免除(只要风险因素被确认)。NRAs 可以建议或规定不同的延期标准及时限,如当使用 NAT 检测相关病毒时。

### 9.2.5 体检、献血员健康标准和接受

在首次献血和随后的献血前以及定期进行特别的单采程序,应由执业医师依据既定程序对献血员进行目的性体检。依据 NRAs 制定的国家法规,此体检可在执业医师监督下,由经过合适培训和培训过的内科医师替代者实施。通常在咨询血站后,NRAs 应制定体检过程纳入考虑的健康标准和接受限度,如血红蛋白含量、血压、体重、年龄、脉搏和体温,或其他与成分血和献血员安全相关的标准。

血站应有依据相关的接受或延期标准,而建立的书面标准操作程序,以控制献血员的接受或延期标准,此程序应与 NRAs 的规定一致。如发现异常献血员,应询问内科医师,他们依据现有的医学知识及国家法规,负责对献血员是否合格做出最终决定。若医师怀疑其合格性有,献血员则要被延期。

为了保证所有捐献血液的可溯源性,应有一套合适的计算机记录系统(若没有的话,可用人工系统)记录献血员信息(包括他们的病史和健康状态)。这些信息对献血员的健康状况提供历史回顾,包括先前的临时延期,有助于加强判断其捐献血液是否对成分血的安全性造成风险。

与献血员选择相关的每一次活动都应记录。这些记录应能反应接受献血员献血的决定,是否考虑到其病史、献血员延期史、献血间隔、面谈或调查问卷以及体检的结果。应记录献血员被拒绝献血及延期的原因。经授权的面谈者应在献血员选择记录和献血员适合性的最终评估报告上签字。

与按 GMP 要求生产的其他步骤一样,应始终遵循献血员选择和接受程序,并使用验证的方法。与已建立程序和过程的任何偏离,都有可能导致产品质量达不到规程要求,这些产品被认为是不合格产品,应禁止放行分发。

## 9.3 采血

### 9.3.1 采全血

静脉穿刺前应立即确认献血员的身份(例如用说出名字和出生日期的方法),还要检查确认所用的采集系统无破损或污染,适合用以采集全血。任何异常润湿或脱色都提示有缺陷,这种情况下应废弃整个采集系统。应开展调查来评估问题的程度并采取适当改正措施。采集系统的使用应按照制造商的说明进行。应有适当的手部消毒和个人卫生程序,在每次献血前应依照执行。

采血部位的准备应按照经过验证的标准化程序,用合适的消毒溶液消毒,依据消毒液的种类不同可允许晾干。应检查消毒剂的有效期限,若使用可重复灌装的瓶子,在灌装前应清洗干净。内部消毒剂的生产和开盖日期应在标签上标明。穿刺部位的皮肤在消毒后及针头插入前,不应被碰触,要小心不能在已消毒皮肤的上方倚靠或说话。

对于捐赠全血,用于实验室检测的小样也应在献血时采集。应设计取样程序降低微生物对血液污染的风险,如将收集在管子中的最早的 10 ml 血液,转移到试管中用于检测。采取措施减少样品变质,如按制造商对样品管或试剂盒的说明书要求将样品进行离心。样品的标记程序应包括防止样品鉴别错误的步骤(如立即在椅子边标记试管)。应立即对测试样品,以既能将献血员与样品和成分血联系起来,又不违反献血员保密原则的方式进行标记。

采血程序一旦开始,血液与抗凝剂溶液应充分混合,以避免凝血级链反应的激活。随后应定时轻轻晃动收集袋,可用连续运行的自动混合天平进行混匀,或人工定期混匀收集袋,至少每 90 秒混匀一次。采集一袋标准全血应在 12~15 分钟内完成(由后期要制备的组分决定),因为时间过长则有可能激活凝血因子和细胞组分。

与献血相关的所有活动都要记录,包括实施静脉穿刺的人的身份。记录也应包括每次不成功的献血、不良反应和不良事件。

用于组分加工的血液所能接受的最长采血时间应明确规定和可控;那些超过最长采血时间的血液,要有记录并且废弃。

完整的血袋收集管,应尽可能在接近血袋的地方密封,再去除。

应使用唯一性献血号系统标识每个献血员及其相应的血液、组分、样品和记录,并使之相互关联。

献血完成后,应检查所有的记录、血袋和实验室样品是否对应所发放的献血编号。应按受控程序废弃没有用到的献血编号标签。应有鉴定错误的排除程序。全血收集之后,应以保护血液质量的方法进行血袋的处理(见9.4.3.1)。

应有标准操作程序描述献血失败后应采取的措施。此程序应规定如何处理已标记材料和在什么条件下可能进行第二次静脉穿刺。

与其他 GMP 生产步骤一样,应始终遵循献血员全血采集程序,并使用验证过的方法。与已建立程序和过程的任何偏离,都有可能导致产品质量不符合规程要求,这些产品认为是不合格产品,禁止放行分发。

### 9.3.2　单采血

在自动化程序中,从献血员采集全血,全血与抗凝剂混合,经自动单采装置进行分离。经过一系列的采集/分离和回输循环分离所选择的成分血,其他血液成分则被重新输注献血员体内。单采系统的操作参数应与设备制造商的说明一致,并应符合 NRAs 所规定的所有安全要求。一般情况下,抗凝剂按特定的比例加到血液中,常用的抗凝血试剂为 4% 的柠檬酸钠,或是枸橼酸葡萄糖抗凝液 A(ACD-A)。一次献血或某段时间能从献血员获得的成分血体积应依据国内规程确定,而这些规程的制定则依据现有的医学知识及 NRAs 所制定的国家法规。每个献血员的采集(分离)和回输循环次数应依据所获得的成分血总体积而定。为了确定所用的循环次数,就要对设备进行编程,程序所需输入参数包括献血员体重、身高和血红蛋白值等,若要收集血小板,参数应包括献血前血小板计数。献血过程所需时间依据循环次数而定。在单采过程中,现场应有经过充分培训的内科医师。

献血员单采过程始终遵循采用验证的方法。与已建立的程序和过程的任何偏差都有可能导致产品质量不符合规程要求,产品认为是不合格的,应禁止放行分发。

### 9.3.3　献血员安全

应采取一切措施,避免对献血员在献血前、献血中和献血后产生任何不良影响。应特别注意在血液采集和采样过程中潜在的疾病传播和感染的风险。

应针对献血员的恢复期给予其献血后指导,如一定时间段内避免某些活动,多喝水,确保献血后合理饮食。应建议献血员在一段时间内尽量避免某些活动,如提重物,操作大型设备以及其他剧烈活动直至其恢复血容量。也应向献血员提供,如果离开血站后发生不良献血反应,应如何获取医疗建议的信息。

在提取血液或成分血的整个过程中,应对献血员进行监测。工作人员应接受相关培训,在发生任何不良反应时可提供适当帮助。献血员在离开血站前应进行献血后观察(如 15 分钟或更长),血站应提供茶点以补偿体液流失。如果医疗上需要,在采集过程中(如单采)可向献血员提供饮料。在这些情况下,需要用合适容器提供饮料。献血员应该留下观察献血的预期反应,直到他们清楚表达感觉良好可以离开、无需照顾。若有献血反应,应立即给予献血员照顾。应有献血反应相关信息和跟踪预测献血反应的程序以评估献血反应的数量、类型及严重程度,这些信息可用于提高献血员的安全。

## 9.4　成分血制备

应对生产所有阶段进行控制以保证成分血的质量,包括献血员选择、血液采集、组分分离、标识、储存、包装和分发等。标准操作程序应对影响最终血液成分质量的材料做出规定,特别是对血液和血液成分(中间品和成品)、起始原料、添加剂溶液、主要包装材料(袋子)和设备应作出规定。

应使用验证的方法,始终遵循成分血制备的标准操作程序。与已确立的程序和过程的任何偏离都有可能导致产品质量不符合规程要求,这些产品认为是不合格产品,禁止放行分发。

### 9.4.1　起始原料

制备成分血的起始原料来源于合格献血员的捐赠血液。其储存或运输条件以及加工前放置时间都是影响产品质量的因素,制备中的延误或不合适的储存或运输条件可能会影响终产品的质量。静脉穿刺后,血液和成分血应尽快放置在可控和经验证的条件下。

捐赠血液和样品,应按照确保批准的恒温和安全密闭状态,运送到加工现场。当从相距较远采集点运送到加工现场时,这一点尤其重要。

在合适温度和温度监测条件下,进行产品运输对于确保产品最佳质量至关重要。确保产品温度的方法之一是使用验证的包装方法,以保持血液处在要求的温度范围内。应有验证数据证明所用运输方式,可使血液在整个运输过程中保持在规定的温度范围内。另外,便携式温度记录器可用于记录血液运输到加工现场过程中的温度。若不是血液加工单位自己运输血液的话,就要明确运输公司的责任并应进行定期审核,以确保符合规定。

### 9.4.2　制造方法

对随后分离,可通过离心步骤制备成分血,也可以使用其他验证的制备方法,或者在采集过程中采用单采技术。

虽然强烈建议成分血加工过程中的所有步骤都使用封闭系统,但因为局部条件限制,在某个特定环境下也可例外的使用开放系统,但其设计要尽量减少细菌污染的风险。当使用开放系统时,应特别注意使用无菌操作程序[12]。

当用无菌连接设备维持功能性封闭系统时,应根据验证的程序正确使用,应检查接合部位的排列是否令人满意,并对完整性进行验证。

用于成分血制备的关键设备应可溯源到相应的生产记录。

#### 9.4.2.1　离心

离心参数(转速、温度、时间、加速、减速)对于特殊组分的组成和性质是很重要的。这些关键参数的确定应建立在验证数据的基础上,以保证该过程可持续地生产高质量产品。每次运行时,离心记录应标明操作者,并确认离心过程是按规范要求进行的。

#### 9.4.2.2　分离

离心后,应从离心机中小心移出血袋系统,将其放到一个血浆传送或血液分离系统。应以一种旨在优化目标组分的回收率,同时尽量减少其他组分残留的方式,将组分的不同分层(红细胞、血小板、血浆)转移到封闭系统中的卫星袋里。

另外,可以在收集过程中使用单采技术来分离成分血(见 9.3.2 节)。

#### 9.4.2.3　冷冻

冷冻是一个重要的处理步骤,该步骤影响产品尤其是血浆的质量。冷冻速率以及核心温度都认为是重要的参数。快速血浆冷冻可防止或减少关键组分的损失,如通过回收或单采技术获得的冷冻血浆中的凝血Ⅷ因子。

应有体系确保血浆可在限定时间内冻结到指定的核心温度,值得注意的是,冻结速度受血浆容器类型、冷冻设备、装载模式,以及血浆体积的影响。冻结过程的验证需考虑最坏的情况,应考虑到最小和最大负荷以及冰箱内的存放位置。在冻结过程中记录血浆袋的温度和冻结时间,以使设备的冷冻能力可受评估,并确保冻结过程的标准化。应进行验证研究并证明,每个冷冻血浆袋的温度按规范要求达到所推荐的储存温度。如上所述,其目的是实现快速冻结,并在冻结后尽量减少冰冻血浆的温度变化。

细胞成分的冷冻,如红细胞或治疗用细胞,应按精心设计并经验证的程序进行,以确保拟使用的细胞在解冻和最终制备步骤中的回收率和存活率。

### 9.4.2.4  去除白细胞

全血在离心前可通过过滤来减少白细胞,全血的过滤可减少血浆和红细胞浓缩制剂中血小板和白细胞的污染。另外,组分(如红细胞,血小板)也可在分离后过滤。对引入的用以减少白细胞的任何过程,无论过滤还是特殊离心技术都要进行仔细验证,验证应将国家要求纳入考虑。

除了滤膜的属性,过滤的最终结果受多个工艺参数(如流量、温度、装填和清洗)和待过滤组分性质(如组分的存储过程、白细胞和血小板的数量)影响。过滤程序应结合生产规程,如高度(压力)和温度。该方法应在其使用条件下充分验证。应特别关注过滤速度,流速过快或过慢可能表明过滤失败。

某些单采系统使用了特殊的离心或过滤技术以减少白细胞。当单采系统标准化程序建立后,该方法要在使用条件下进行验证。

完成减少白细胞后,应采用合适的方法计数白细胞。应对该方法进行验证,以确保其线性、准确性和重现性。

### 9.4.2.5  辐照

应定期对辐照设备进行剂量绘图。应设置照射时间以确保所有血液和成分血接受了指定的最小推荐剂量照射,而没有任何部分接受到超过最大推荐剂量照射。一般建议的最小剂量为 25 戈瑞(2500 cGY)。

考虑到辐照后红细胞的钾释放会增加,可以通过缩短红细胞浓缩物的保质期或增加生产步骤如洗涤来补救。

至少每年应对放射源进行补充,以防止其衰减。应有额外的独立计时装置用来监测照射时间。

应用辐射指示物作为辅助手段来区分辐照和未辐照过的血液和成分血。应有规定程序确保将尚未经辐照的组分与已经辐照过的组分分开,并应确保它们有鲜明的标识。

### 9.4.3  血液和成分血

成分血可用 9.4.2 一节所述的方法获得。然而,成分血生产所用方法的顺序及组合可因产品的不同而不同。

对成分血的质量而言,采集过程本身至关重要,所以应实施相应措施,例如可靠的手臂清洗和消毒程序、封闭和无菌收集系统的使用以及合适的微生物控制等。成分血的加工程序应有明确的时间限制。

关于成分血的制备及质量保证有详细的建议。参见如欧洲理事会的《成分血的制备、使用和质量保证指导原则》[13]。在下面的章节中,对最重要的成分血例子进行了叙述。NRAs 有规程要求的,应遵守 NRAs 规定,一些制品的规程介绍如下。

### 9.4.3.1　全血

输注用全血来源于献血员捐献的血液,献血员应已经通过评估,并确认其符合血站和NRAs接收标准。全血收集在无菌、无热源的容器中,并装有合适抗凝剂,此容器可不作进一步处理而直接使用。在某些情况下,输注用全血也可在减少白细胞后使用。

存储输注用全血的温度应控制在1℃到6℃之间,或在由NRAs规定的严格的范围内。存储时间的长短,取决于所使用的抗凝血剂/防腐剂溶液。

应对成品进行定期的质量控制,以确保制造过程一致(见9.6)。在质量控制检测中,至少应进行以下关键参数的检查:

- 体积;
- 血红蛋白或血细胞比容;
- 存储末期的溶血情况。

全血主要用来制备血液组分。应对运输和进一步的生产加工进行开发,保证最大限度地从全血中生产出血液组分。全血采集后,应在控制的温度下保存,以适合目标组分的生产,并应尽快运送到生产现场。如果全血的采集远离生产现场,应验证运输系统以确保在整个过程中维持正确的温度,并保证产品在24个小时内运达。采集和进一步加工之间的时间间隔取决于产品,但不能超过24小时。

全血可在进行进一步加工前过滤以减少白细胞含量。

成分血应采用经过验证的方法生产,符合既定的产品规程要求。

### 9.4.3.2　红细胞浓缩物

红细胞浓缩物是全血经离心去除血浆获得的,棕黄色被膜层的去除与否取决于离心参数。红细胞在加入合适的营养液后,应尽快保存在1~6℃。另外,红细胞浓缩物也可使用单采系统获得,同样存储在1~6℃。若超过储存温度10℃时,该单位的红细胞应丢弃。红细胞浓缩物可不作进一步处理直接输注。

要获得含较少白细胞的红细胞浓缩物,要么在分离前进行全血过滤,要么对红细胞浓缩物进行分离后过滤。应建立充分验证的程序以确定减少白细胞的最佳工艺条件。

红细胞浓缩物的储存条件跟全血一样。存储时间的长短取决于所用的抗凝剂/防腐剂溶液。

是否采取进一步的制备,如辐照或洗涤,来获得特定的红细胞产品,则要根据临床要求而定。

应对成品进行定期的质量控制,以确保制造过程一致(见9.6)。检测的参数根据所获得的红细胞浓缩物的产品类型而定。在质量控制检测中至少应检查如下关键参数:

- 体积;
- 血红蛋白或血细胞比容;
- 存储末期的溶血情况;
- 残余白细胞(若采取白细胞减少步骤)。

### 9.4.3.3　血小板浓缩物

血小板浓缩物来源于全血或通过单采获得。

遵循国际或NRAs建议:全血收集后,若储存条件和血浆制备方法一致(见9.4.3.4),并经验证能使温度保持在20℃到24℃之间,则可以存放长达24小时。每袋全血先进行离心,使血小板尽可能的留在血浆中(富含血小板血浆或PRP),再将PRP进行硬旋转离心,重悬后即可获得血小板浓缩物。

但是,如果全血离心的结果使血小板主要沉淀于棕黄被膜层,则需要将棕黄被膜层分离并进一步处理以获得血小板浓缩物。无论是单一棕黄被膜层,还是混合棕黄被膜层,都要用血浆或合适的营养液稀释,再进一步离心以浓缩血小板。每袋血液的血小板含量取决于制备方法。同样,残余白细胞的含量根据离心参数不同而变化。

血小板浓缩物(无论是从全血获得还是单采获得)应存放在能最大程度保留其生存能力和凝血活性的条件下,存储温度应在 20~24℃。在储存过程中应连续轻柔地充分摇动血小板以保证血小板的氧气供应(但应尽可能轻柔)。存储时间应根据 NRA 制定的国家法规来确定,若不采取额外措施,通常不应超过 5 天。

在特殊情况下,血小板浓缩物经体积缩小、分散、清洗或辐照,可用于特殊治疗目的。

应对成品进行定期的质量控制,以确保制造过程一致(见 9.6)。在质量控制检测中至少应检查如下关键参数:

- 体积;
- 血小板含量;
- 残余白细胞(如果采取了白细胞减少步骤)。
- pH 值(在推荐的保质期结束时测量)。

### 9.4.3.4 输注用血浆和分级分离用血浆

输注用血浆从全血或通过单采获得,并在规定时间内冻结至规定温度,这个温度应能充分保持不稳定凝血因子的功能,并符合血浆的预期用途。Ⅷ因子的含量很重要,它既可以作为质量指标,又能保证冷沉淀的效力。

如果血浆是从 4℃ 冷藏的单位全血中分离得到,离心最好在采血后 8 小时内进行[14,15,16]。

如果单位全血采集后迅速冷却到 20~24℃,并保持此恒温,分离过程可以在采血后 18~20个小时内进行,因为已发现此条件可以保护Ⅷ因子[17]。

如果血浆是单采的,应尽快开启冷冻过程,理想情况是单采过程完成后不得迟于 6 个小时。依照 NRAs 的要求,根据使用的抗凝剂和设备以及所要生产的产品品种,应考虑操作过程的时限。

应验证冻结过程,此过程应在以特定系统中进行,此系统应在限定时间内可将血浆冻至预定的核心温度(见 9.4.2.3)。

产品的稳定性依赖于贮藏温度,贮藏温度和保质期取决于该产品的预期用途。长期储存(一年以上)的最佳储存温度是零下 25℃ 或更低[18]。

应对成品进行定期的质量控制,以确保制造过程一致(见 9.6)。在质量控制检测中至少应检查如下关键参数:

- 体积;
- FⅧ的活性(尤其是当血浆用于治疗 FⅧ缺乏症时);
- 残余白细胞(如果采取了白细胞减少步骤)。
- 渗漏;
- 外观变化。

一些国家要求输注用血浆应进行病毒灭活和(或)检疫。病毒灭活方面的进一步补充指南可参见《关于保证人血液血浆制品病毒安全性的病毒灭活和去除程序的 WHO 指导原则》[2]及其他出版物[19,20]。

输注用血浆适合于作为分级分离产品的原料,特别是 FⅧ浓缩物或其他不稳定因子的原料。以其他方式制备的血浆应符合血浆分离规程以及药典和 NRAs 的要求。关于组分分离用血浆的进一步补充指导可参见《关于组分分离用人血浆的生产、控制和规范的 WHO 建议》[3]。

#### 9.4.3.5 冷沉淀和去冷沉淀血浆

冷沉淀是血浆的冷球蛋白部分,包含了血浆中存在的大部分 FⅧ、von Willebrand 因子、纤维蛋白原、FXⅢ和血浆纤维结合蛋白。冷沉淀从新鲜冰冻血浆获得,制备冰冻血浆应以保护 FⅧ稳定性方式进行。血浆可以在 2~6℃过夜或者使用快速解冻技术融解。解冻后,上清无冷沉淀血清和冷沉淀通过硬旋转离心分离,随后转移去冷沉淀血浆至转移袋。这两个组分再冷冻至合适的核心温度。

储存过程中的稳定性取决于储存温度,而贮藏温度和保质期取决于该产品的预期用途。对于长期储存(两年或更长的时间)的最佳储存温度是零下 25℃或更低。

应对成品进行定期的质量控制,以确保制造过程一致(见 9.6)。在质量控制检测中至少应检查如下关键参数:

- 体积;
- FⅧ的活性;
- 可凝集的纤维蛋白原;
- vWF 因子的活性(如适用的话)。

某些国家要求进行病毒灭活和(或)检疫。在某些情况下,使用小混合制备冷沉淀(将单份血液的冷沉淀混合)可能较为理想。

## 9.5 实验室检测

#### 9.5.1 传染病标志物的筛选检测

#### 9.5.1.1 检测要求

涉及成分血制备的下列检测试验,由国家管理当局强制执行,对采集的每份血液应进行检测,包括:

- 经批准的乙肝表面抗原(HBsAg)检测;
- 经批准的抗-HIV1/HIV2 检测;
- 经批准的抗-HCV 检测。

这三项检测的结果都应为阴性。最初检测有反应性的血液,应用相同实验进行双份复试。复试阳性的捐赠血液不应用于治疗,一般应销毁,除非用于非治疗性目的或研究。捐赠血液的样本应通过确证试验进行评估。如果确证是阳性的,应有一套系统对献血员进行告知和咨询。建议开发国家评价体系,用来对不一致的/不确定的或未经证实的结果进行统一判定。

在一些国家,必须进行额外的血清学检测,例如,可对捐赠全血进行抗 HBc 检测以进一步降低接受者接触到乙肝病毒污染的血液或成分血的风险[3]。考虑到在特定国家或地区的流行病学情况或献血的频率,NRA 可能会要求增加进行其他病原体或标志物的测试,如抗 HTLV Ⅰ/Ⅱ,抗 T. cruzi 或西尼罗病毒(WNV)。除了传染病的免疫化学-血清学传染病标志物的检测外,用 NAT 在捐赠血液中检测病毒基因组已在一些国家开展,以增加鉴定感染性献血员的机会。

在病毒自然感染过程中,病毒血症发生的时间点通常明显早于感染血清免疫化学标志物(抗体)的检测时间。因此,发生血清学转换之前50～60天(如丙型肝炎病毒),可通过 NAT 检测出感染情况。可通过检测病毒核酸判断是否感染,如 HCV、HBV、HIV、HAV、西尼罗病毒(如适用)和(或)细小病毒 B19,这项技术的应用可以扩展到其他的传染性微生物。NAT 需要一个特别复杂的实验室环境、专用设备和经专门培训的实验室工作人员,主要因为所谓的"污染"(无意中将扩增的 DNA 产物转移到洁净的捐赠血液)而造成假阳性结果所带来的巨大风险,所以必须强制要求严格操作和后勤保障。

与单个献血员标本的血清学标志物检测不同,NAT 检测可按照现行规范进行,即将多个不同小样合并成小混合样本。然而,这需要充分有效的样本标示/鉴别系统、有效的策略和合并程序以及有效算法,此算法可将混合样品的结果分解为单个血液样品的结果。因此,实验室和血站都要建立特定的后勤保障系统,以收集血液以及对样品贴上适当标签。从献血员到混合(若适用)、检测和放行捐赠血液的全程要进行持续性追踪,这是一个具有挑战性的要求。

一个国家或地区应有检测系统批准体系,如由 NRAs 或授权实验室成立的官方批准体系。NRA 应规定不同抗原/抗体或核酸检测实验所需的最低灵敏度。

### 9.5.1.2 采样和数据处理

可从一个献血员采集多个标本,以满足所有检测需要(如 ABO 血型分型、病毒标志物、NAT 检测)。应有书面的标准操作程序,此程序应清楚描述捐献样品的采集、运输和贴签(如全血、血清、抗凝剂、容器试管等),并制定分析用材料的取样程序(例如,如何操作和由谁操作、样品的转移,样品的计算)。所有的筛查行为,献血员标本的处理、取样、分析和数据处理都应该和病人的诊断检测分开[21]。

在采血地点对样品贴标签以及后续过程中的标识都是至关重要的,并在任何时候都应是可控的。应描述处理和加工的每一步,还应描述分析前的标本处理(如离心)、储存和运输(持续时间、温度、容器类型、检测后的储存)。

进行血清学检测,样品应从原始样品管直接转移到分析仪器中。

二级小样用于单个样品的小混合 NAT 检测。

为了样品和数据的完整性和可溯源性,应考虑下列控制点:

· 在实验室标本接收单上,应对已收到的与预期收到的标本进行正面确认。按试剂盒制造商提出的建议检查样品的完整性。

· 用于分析的小样应从献血员的样本中直接抽取,最好使用自动移液设备。

· 为正确识别各种标本(捐赠血液、献血员标本、小样等),建议使用条码系统。因此,条码应从捐赠血液开始就用于标识。为防止自动条码阅读器系统和(或)数据处理器出现故障,应有合适的手工输入系统和整个过程数据追踪的系统,直到血液放行用于输注。数据的手工处理应包括向数据库中独立重复输入数据;数据格式应包括数字核对系统或两套数据鉴定的自动检测。

· 日常使用前,应对移液器和机器进行验证,并应有验证报告;

· 应定期对移液器进行校准,并记录在案。

### 9.5.1.3 检测和后分析程序

按照试剂和试剂盒制造商的建议进行成分血的检测。制造商的说明书或用于献血员筛选试验的试剂发生改变时,应进行验证。如有需要,修改的方法用于成分血放行时,应事先获得

NRA 的批准。长时间使用的实验室试剂应标注制备日期、有效期、特定的储存条件和配置人的签名。应遵循使用和储存的要求。

筛选法则应以书面形式(即标准操作程序)精确阐述,用于处理初次检测具有反应性的标本以及解决复检结果偏差。应采取现有措施,确保传染性标志物筛查实验中,具有重复反应性的血液和成分血被全部剔除,不用于治疗使用。重复检测阳性的材料应存放在一个单独的专用存储区,远离所有其他血液组分。这些材料最终应销毁,以防止不慎再次进入输血链。

检试法则应提供合适确证实验的详细信息。在检测结果重复反应性的情况下,应遵循以下既定的指示,包括:

- 通知并使献血员延期;
- 清理有问题的捐赠血液和相应产品;
- 追踪和销毁尚未过期产品。

如果该献血员的血液已进一步制造加工,应有程序评估所制造产品的安全性,以及决定是否需要召回。

应制定由献血员和(或)受者引发的回顾性分析程序。回顾性分析的设计应可以明确重建献血员-血液(或血液制品)-受者的输血链。需要时,该程序应包括告知和咨询行动。

应考虑下列控制点,以确保病毒学检测所使用的设备正确运行:

· 应有机制确保样品识别正确及其与献血员的关联。最好方法是利用带有条形码的样品管;

· 最好是试剂和样品的加样和检测过程应实现自动化,以尽量减少人为差错的风险,并确保对检测过程的全面追踪;

· 如果试剂和样品的添加或检测板的制备是手工完成的,则每一个加样步骤都要保存完整的文件记录,应确保检测板和反应孔位置的识别。

### 9.5.1.4　检测结果的解释和反应性结果的跟踪

原始数据的传输和解释是关键的一步,因此,应有人负责进行记录和审查,实验参数也是如此。应当保证原始数据的可追溯性和归档(见5.2)。

数据在正式接受前,应该由监督员或其他授权人进行检查。如果使用计算机系统,所接受的数据应直接下载到服务器,或应有手工下载的安全系统,以确保正确放行。手工转录结果可能不令人满意,因为可能会产生错误。应规定接受和拒绝的标准。

以下应给予特别注意:

· 初次测试反应性的结果应通过一个安全的有效系统来鉴定;

· 应有可接受的系统用来确认重复反应性的结果,包括采样、贴签、检测和结果的录入;

· 计算机算法应从结果反应状态编辑到重复反应性,或应由两名授权工作人员进行编辑;

· 对于重复反应性的结果应有合适的延期系统;

· 应有合适的文件判定延期献血员的重新进入;

· 应告知献血员延期的原因,并就其社会活动以及作为未来献血员的状况提出建议。

### 9.5.2　血型

每份捐赠血液都应进行 ABO 和 RHD 血型检测,并且至少首次献血员都应检测具有临床意义的不规则红细胞抗体。当血浆用于分级分离时,应按照相关 NRA 所批准的分级分离规程进行检测[3]。

要按照试剂和试剂盒制造商的建议进行检测。必要时也可应用分子生物学方法确定血型。

随后的每次献血都要进行 ABO/RHD 血型的检测,并要和以前检测的血型结果进行比较。如发现不一致,可用的成分血就不能放行,直到这种不一致得到明确解决。

最后一次献血后有输血史或怀孕的献血员,应检查具有临床意义的不规则红细胞抗体。如果检测到具有临床意义的不规则红细胞抗体,如可行,应该在其血液和成分血上相应地标明。NRAs 可设定不同的(更严格的)要求。

所有首次献血员其红细胞浓缩物的 ABO/RHD 血型的标识要以两次独立的 ABO/RHD 检测结果为准。

### 9.5.3 留样

按照 NRAs 规定,要保留每个捐献血液的原始检测样品的小样,将其储存在检测制造商推荐的条件下,以便需要时进行复检。额外的检测程序要经过验证以保证样品(包括储存条件)和实验结果的完整性。样品的体积、留样瓶、标本类型(血清或血浆)、储存条件和储存时间都要一一确定,应经过验证以确保实验结果的完整性。

## 9.6 血液和成分血的质量监控

质量控制数据应证明关键的制造过程是受控的。血液或成分血应符合规范,其检测应该按照 NRAs 批准使用的检测方法进行。

在血液和成分血采集、制备或检测过程中,所有影响产品质量的程序,包括数据传输和计算机控制系统,均需进行验证。关键的工艺过程,如血浆快速冻结,都应该规定是否需要再验证。

血液和成分血的质量控制应依据规定的取样计划进行,此计划应基于统计学方法制定。取样计划应考虑到不同的采集和生产地点、运输、制备方法和所用设备。应根据每一种组分的规程制定验收标准。以新鲜冷冻血浆为例,这些数据可能包括重量/体积比的监测、无菌、FⅧ因子活性及残留细胞计数(血小板、白细胞、红细胞)。血液或成分血检测的取样方案应考虑到大多数组分来自同一捐献者,应视为单批。

如果质量控制检测表明产品的完整性可能受到危害,则全血或成分血不应被放行。

工作记录应明确记录所采取的检测实验,以确保所有条目,如结果的计算等可供检查。

不符合接收标准的检测结果应清楚标识,以确保该成分血仍处于隔离状态,并选取相关样品进行进一步的检测。附加或重复检测前,应进行检测失败的原因调查。如可能,应通过参加正式系统的能力测试,对检测程序的性能进行定期评估。

如果可行,应明确陈述检测前样品的混合操作,并应记录用于样品混合的所有血浆信息。样品混合如用于血浆中 FⅧ活性检测的,只有证明混合血浆样本和单份样品的比较数据具有等价性时,才可被接受。

质量监控的检测结果应进行定期检查和趋势分析。如果质量监控的结果显示此过程达不到已验证的参数和规程要求,在继续进行产品生产和分发前,应采取纠正和预防行动以改正已确认问题。

## 9.7　标签

### 9.7.1　标签信息

采集的血液以及中间品和最终血液组分,应就其特征和放行状态,贴上相关信息标签。应建立书面标准操作程序,规定所用标签的类型及贴标签方法。如可能,应使用机读标签(条码)。

成分血的成品标签应遵守 NRA 的要求或至少包含以下信息:

——捐赠血液唯一性编号(通过此编号应可追溯到献血员和成品的所有生产步骤);

——产品名称(见9.7.2);

——所要求的储存条件;

——失效日期,如合适应注明具体时间(见9.7.3);

——成分血制备所用捐赠血液的采集日期和(或)生产日期及时间(如合适);

——辐照日期和时间(如可行);

——ABO 和 RhD 血型(如合适);

——组分制备场所的名称或其他可鉴别证明。

也可以提供与血液制品使用相关的信息。

对于自体成分血,标识中还应附加患者的名字和唯一的身份标识,并标明"自体输血",在某些国家还需要献血员的签名。

### 9.7.2　产品名称

标签上应当清楚标明成分血的名称,并注明所有进一步的加工过程,如减少白细胞或辐照。

此外,标签应注明所用的抗凝剂和(或)任何营养物或防腐剂溶液。

### 9.7.3　失效日期

任何血液制品的成品都应在标签上标明失效日期。应谨记某些特定的工艺步骤,比如辐照,会影响产品的失效日期,因此有必要重新标明。

失效日期的确定必须经过验证并有科学研究数据作为依据,或者是稳定性研究的结果,科学研究数据应来源于所用工艺步骤及储存条件。

## 9.8　产品放行

每个血站应能证明成分血已经通过评估,并经授权人批准放行,最好由验证的计算机系统辅助进行。成分血的放行标准和规程必须经过 QA 确认、验证、形成文件和批准。必须有标准的操作程序(SOP)详细阐述决定成分血是否可以放行的操作和标准。成分血的放行必须由企业的责任人批准,必须有清楚的文件记录确保其可以溯源。产品的电子放行必须经全面验证。

应使用验证方法和程序,始终遵循文件化的生产工艺程序。与已建立程序和过程的任何偏离都有可能导致产品质量不符合规程要求,这些产品认为是不合格产品,禁止放行分发。

在组分放行之前,应对献血者的健康记录、采集和采血记录、知情同意书、生产记录和检测结果进行审核和接受(应记录)。产品放行应遵循以下方式:产品放行分发前,对来自捐赠血液的每种组分进行评价,以确保其符合产品规范,如每单采血的单位血小板含量、血浆产品的体积或血红细胞外观。不应只审核采集过程就作出成分血放行的决定。

应有血液或成分血的管理性和物理性隔离检疫系统,以确保其满足所有强制要求后才能放行。

在缺乏计算机系统情况下的产品状态管理:

——成分血标识应表明产品状态,应当清楚区分放行产品和非放行(检疫)产品;

——成分血被放行前,记录应表明当前献血员的所有健康档案、采集和采血记录、知情同意书和检测结果均经确认,并经授权人批准。

成品放行前,如果献血员以前有献血经历,源自该献血员的血液或成分血的记录应与原有记录进行比较,特别是 ABO/RhD 血型记录和传染病标记物的检测结果,以确保当前记录能准确地反映捐献者的历史。

根据计算机来源的信息进行放行的,以下几点需要核查:

·计算机系统应经验证以确保其足够安全,不能完全通过检测的血液和成分血,或源自未通过筛选标准献血员的血液和成分血,在此系统中不应有被放行的可能性;

·手工录入关键性的数据,例如实验室检测结果,应要求第二授权人独立确认;

·应有准入、修正、阅读或打印数据的分级权限。设置防止未授权进入的方法,如个人身份码或定期更改的密码;

·计算机系统应防止,不能接受放行的血液或成分血的放行。应该可以防止该献血员将来任何捐献血液的放行。

如果成品由于不符合规定要求而不能放行,考虑到对接受者安全的潜在影响,所有与其相关联的组分应予以鉴定并采取适当措施。应进行检查以确保来自相同献血员以前捐献的血液所制备的其他组分(若相关)均经过鉴定。应该立即更新献血员的记录,在合适的情况下,确保此献血员以后不再捐赠血液。

应制定在计划的非符合体系条件下,例外放行非标准血液和成分血的程序。这样的放行应由负责人决定;此决定应清晰记录,并保证其可追溯性。不被放行的产品应被销毁,并保留销毁记录。

## 9.9 存储

标准操作程序应描述材料、血液和成分血的接收、处理和存储。应有维护和控制存储条件的系统,包括各种可能需要的运输条件。自体回输的血液和成分血应单独存储。准备外发的成分血的存储区域应靠近进口或出口以方便派发,并限制进入主要工作领域的人员数量。只有被授权的人才可进入存储区域。

应控制、监测和检查存储条件。被授权人员应经过培训,知道正确存储的温度范围和报警设置。温度记录应能证明在整个存储区域内,成分血按所要求的温度存储。应具备独立于温度调节系统外的温度监测和记录系统,应配备合适的警报器(上、下限)并定期检查记录。根据测量温度方法的不同,可以接受延时报警以避免开门或拿出某一产品时触发报警,但这种延迟应证明其合理性。如果温度传感器放置于参考溶液中,则不接受延时报警。应确定报警器是否正确工作,必须由授权人决定已受影响产品的接受或拒绝。温度可能会发生偏移,应使用偏差管理系统对事件评价(见3.5)。

主系统的温度控制失败时,推荐使用具备合适温度的备用存储区域进行恢复。存储区域应防止未授权人员的进入,并只用于特定目的。存储区域应该提供有效的隔离措施以区分检疫的和放行的原料或组分。应有独立的区域放置拒收的组分和原料。如果临时的机械或电气性故障影响到存储温度的控制,应对记录进行检查以评价其对血浆或成分血质量的影响。

血液主要组分的一般存储温度如下:

- 红细胞浓缩物:1~6℃;
- 输注用血浆:−25℃或更低;
- 血小板:20~24℃。

或者由 NRA 制定更严格的范围。

对于输注用血浆,可以接受更高的存储温度(例如 −20℃),但可能导致保质期显著缩短。

血小板存储也应受控。除温度外,不断搅拌也是非常重要的。基于制造商的说明,搅拌速度的设置应以获得最优的产品质量为准。搅拌速度应列入设备的技术指标。

在整个采集和制造过程中,应确保血液或成分血从未被放置于阳光直射或接近热源的地方。

所有的存储设备应进行质量确认、清洁以及预防性维护。应该每年校准温度计或温度感应器,与标准测量装置的温度偏差不应超过1℃。

## 9.10　分发

在分发前,成分血必须接受目检。应有记录确认分发人员和接收成分血的用户,成分血的分发应由经授权人员执行。

在分发时,应有程序保证所有正在分发的成分血已经正式放行可用。包装应有标准的操作程序,说明应如何包装、所使用的原料、冷却剂的用量及其使用前的存储条件。

## 9.11　运输

分发应按照安全可控的方式进行,以保证运输过程中产品的质量。所有运输和中间存储的行为,包括接收和分发,应有书面标准操作程序和规范来规定。

运输的集装箱必须结构坚固以防破损,应经验证可维持血液或成分血可接受的存储条件(如运输过程中,使用适当的冷媒或隔热装置)。成分血的运输和贮藏条件、包装形式和有关人员的责任应依据标准操作程序,有分歧的地方应达成一致意见。

## 9.12　退回

成分血不应退回到库存进行再分发,以下情况除外:

——成分血的退回程序符合合同规定;

——每种退回的成分血经证明一直处于符合要求的存储条件中;

——保持包装的完整性(即未被打开);

——有足够的材料供相容性测试。

紧急医疗情况下,可按照规定程序进行成分血的退回和再分发。

记录应表明成分血已经过检查,符合再次发行。

# 10　合同生产、分析和服务

在血站,对于所有影响采集血液的质量和成分血制备的任务,如组分加工、检测或信息技术支持,以及由另一外部方完成的任务,应签订特定的书面合同。此合同应确保,合同接受方满足合同委托方活动相关的所有 GMP 要求。

合同委托方应确保程序的正确实施,以保证对外包行为及所购买材料质量的控制,并对此负最终责任。这些程序应包含质量风险管理(QRM),并应包括:

——(在业务外包或选择材料供应商之前)对另一方开展活动或按规定的供应链提供材料的能力和可行性进行评估(例如审计、资料评估、资质);

——明确双方在质量相关活动中的职责和交流程序;

——监测和检查合同接受方的行为,或者供应商所提供材料的质量,及对任何需改进方面的鉴定和实施情况;

——监测购入的组分和材料,以确保其来源得到批准并使用约定供应链。

技术质量协议或合同应规定细节。

合同或协议应包括:

——明确双方的义务;

——明确双方的责任;

——说明所有的技术要求;

——规定信息报告、交流,特别是与偏差和变更相关的;

——规定文件、样品及其他相关资料和信息的处理和归档;

——申明未经合同委托方评估和批准,合同受托方无权将其任何职责转给第三方;

——允许合同委托方和管理当局参观、考察合同接受方的生产设施。

合同委托方应向合同接受方提供所有必要的信息,以使相关服务或货物满足预期要求。这确保了工作或服务按现有的法规进行。签订合约的公司对外部承包的工作和义务负总责。

合同由双方质量保证部的代表同意和签署,并应及时更新保存。

# 11　作者、致谢

该指南是在科学家 A Padilla 博士的协调下完成的。A Padilla 来自位于世界卫生组织的药物质量保证和安全部(血液产品及相关生物制品),该组织位于瑞士日内瓦。

起草小组成员:

JW Atkins,国家健康学会(NIH)、贝塞斯达、医学博士、美国;A Padilla 博士,世界卫生组织(WHO),日内瓦,瑞士; C Scharer 博士,Swissmedic(瑞士药品管理局),伯尔尼,瑞士;D Schmidkunz Eggler 博士,Swissmedic,伯尔尼,瑞士;G Werner 博士,德国国家疫苗及血清研究所,兰根,德国。

下面专家的意见也对本指南有贡献:

S Douglas,治疗性药品管理局(TGA),墨尔本,澳大利亚;L Fields 先生,食品和药物管理局(FDA),马里兰州洛克威尔、医学博士、美国;D Kaesermann 博士,Swissmedic、瑞士;J Morenas

博士和 F Teskrat 博士,法国当局德安全系统 sanitaire des 欧洲德的健康(AFSSAPS),圣德尼门,法国;W Schwarz 博士,PEI,德国;U Unkelbach 博士,PEI,德国;L van Loosbroek 博士,GMP 标准顾问、荷兰;L Young 先生,加拿大卫生部,渥太华,加拿大。

以下专家在该指南的起草和咨询过程中,给予了评论、建议和信息:

Dr F Agbanyo, Health Canada, Ottawa, Canada; Dr M Farag Ahmed, National Organization for Drug Control & Research (NODCAR), Agousa, Egypt; Lic. MP Álvarez, Centro para el Control Estatal de la Calidad de los Medicamentos (CECMED), La Habana, Cuba; Dr J Ansah, National Centre of Blood Transfusion, Accra, Ghana; Dr C Bianco, America's Blood Centers, Washington DC, USA; Dr V Bogdanova, Federal Medical and Biological Agency (FMBA), Moscow, Russian Federation; Dr T Burnouf, Human Protein Process Sciences, France; Dr M Cheraghali, Dr Amini and Dr Maqsoudloo, Iranian Blood Transfusion Organization, Tehran, Islamic Republic of Iran; Dr JR Cruz, Regional Advisor, WHO, AMRO/PAHO, Washington, USA; Dr F Darwish, Central Blood Bank, Manama, Kingdom of Bahrain; Dr R Davey, FDA, Rockville, MD, USA; Professor S Diop, National Centre of Blood Transfusion, Dakar, Senegal; Dr D El Sherif, Central Administration of Pharmaceutical Affairs (CAPA), Cairo, Egypt; Dr J Epstein, FDA, Rockville, MD, USA; Dr P Ganz, Health Canada, Ottawa, Canada; Mr A Gould, Medicines Prequalification Programme, WHO, Geneva, Switzerland; Dr I Hamaguchi, National Institute of Infectious Diseases (NIID), Tokyo, Japan; Dr M Heiden, PEI, Langen, Germany; Dr S Hindawi, Blood Transfusion Service, Jeddah, Saudi Arabia; Dr Ho Jung Oh, Korea Food and Drug Administration(KFDA), Seoul, Republic of Korea; Dr M Jutzi, Swissmedic, Bern, Switzerland; Dr H Klein, NIH, Bethesda, MD, USA; Mrs AC Madukwe, National Agency for Food and Drug Administration and Control (NAFDAC), Lagos, Nigeria; Ms GN Mahlangu, Medicines Control Authority, Harare, Zimbabwe; Dr G Michaud, FDA, Rockville, MD, USA; Dr F Moftah, Blood Transfusion Service, Ministry of Health and Population, Agousa, Egypt; Dr Z Mukhtar, National Institute of Health, Islamabad, Pakistan; Dr C Munk and Dr P Strengers, International Society of Blood Transfusion (ISBT), Amsterdam, Netherlands; Dr P Murray, NIH, Bethesda, MD, USA; Dr K Nabae, Ministry of Health, Labour and Welfare, Tokyo, Japan; Dr L Oliva, Administración Nacional de Medicamentos, Alimentos y Tecnologia M dica (ANMAT), Buenos Aires, Argentina; Dr R Perry, International Plasma Fractionation Association (IPFA), Amsterdam, Netherlands; Dr I Prosser, TGA, Canberra, Australia; Dr I Sainte-Marie, AFSSAPS, Paris, France; Professor R Seitz, PEI, Langen, Germany; Dr G Silvester, European Medicines Agency (EMA), London, UK; Dr G Smith, TGA, Canberra, Australia; Dr D Teo, Blood ServicesGroup, Singapore; Ms A Turner, National Blood Authority, Canberra, Australia; Dr A van Zyl, GMP Inspectorate, WHO, Geneva, Switzerland; Dr I von Hoegen, Plasma Protein Therapeutics Association (PPTA), Brussels, Belgium; Dr T Vuk, Croatian Institute of Transfusion Medicine, Zagreb, Croatia; Dr E Zhiburt, International Society of Blood Transfusion (ISBT), Moscow, Russian Federation; Dr P Zorzi, AFSSAPS, Paris, France.

# 12　参考文献

［1］ WHO Requirements for the collection, processing and quality control of blood, blood components and plasma derivatives. In: WHO Expert Committee on Biological Standardization. Fortythird report. Geneva, World Health Organization, 1994 (WHO Technical Report Series, No. 840, Annex 2).

［2］ WHO Guidelines on viral inactivation and removal procedures intended to assure the viral safety of human blood plasma products. In: WHO Expert Committee on Biological Standardization. Fifty-second report. Geneva, World Health Organization, 2004 (WHO Technical Report Series, No. 924, Annex 4).

［3］ WHO Recommendations for the production, control and regulation of human plasma for fractionation. In: WHO Expert Committee on Biological Standardization. Fifty-sixth report. Geneva, World Health Organization, 2007 (WHO Technical Report Series, No. 941, Annex 4).

［4］ Recommendations of the 13th International Conference of Drug Regulatory Authorities (ICDRA), Bern, 16 – 19 September 2008. WHO Drug Information, 2008, 33(4).
( http://www. who. int/medicines/areas/quality _ safety/regulation _ legislation/icdra/Recommendations_13ICDRA. pdf, accessed 11 January 2011).

［5］ Resolution WHA63. 12. Availability, safety and quality of blood products. In: Sixty-third World Health Assembly, Geneva, 17 – 21 May 2010, Volume 1, Resolutions. Geneva, World Health Organization, 2010 (WHA63/2010/REC/1).

［6］ Estandares de trabajo para servicios de sangre. Washington, DC, Organizacion Panamericana de la Salud/Pan American Health Organization, Area de Tecnologia y Prestacion de Servicios de Salud, 2005.

［7］ Good manufacturing practices for pharmaceutical products: main principles. In: WHO Expert Committee on Specifications for Pharmaceutical Preparations. Thirty-seventh report. Geneva, World Health Organization, 2003 (WHO Technical Report Series, No. 908, Annex 4).

［8］ ICH Q9: Guideline on quality risk management. Geneva, International Conference on Harmonisation of Technical Requirements for Registration of Pharmaceuticals for Human Use, 2005.

［9］ ISBT guidelines for validation of automated systems in blood establishments. Vox Sanguinis, 2010, 98(1):1 – 19.

［10］ Supplementary guidelines on good manufacturing practices: validation. In: WHO Expert Committee on Specifications for Pharmaceutical Preparations. Fortieth report. Geneva, World Health Organization, 2006 (WHO Technical Report Series, No. 937, Annex 4).

［11］ PIC/S recommendations on validation master plan, installation and operational qualification, non-sterile process validation, cleaning validation. Geneva, Pharmaceutical Inspection

Cooperation Scheme, 2007 (Document PI 006 - 3).

[12] Good manufacturing practices for sterile pharmaceutical products. In:WHO Expert Committee on Specifications for Pharmaceutical Preparations. Thirty-sixth report. Geneva, World Health Organization, 2002 (WHO Technical Report Series, No. 902, Annex 6).

[13] Guide to the preparation, use and quality assurance of blood components, 14th edition. Technical annex to Council of Europe Recommendation No. R (95) 15 on the preparation, use and quality assurance of blood components. Strasbourg, European Directorate for the Quality of Medicines and HealthCare (EDQM), 2008.

[14] Hughes C et al. Effect of delayed blood processing on the yield of factor VIII in cryoprecipitate and factor VIII concentrate. Transfusion, 1988, 28:566.

[15] Carlebjork G, Blomback M, Akerblom O. Improvement of plasma quality as raw material for factor VIII:C concentrates. Storage of whole blood and plasma and interindividual plasma levels of fibrinopeptide A. Vox Sanguinis,1983, 45:233.

[16] Nilsson L et al. Shelf-life of bank blood and stored plasma with special reference to coagulation factors. Transfusion, 1983, 23:377.

[17] Pietersz RN et al. Storage of whole blood for up to 24 hours at ambient temperature prior to component preparation. Vox Sanguinis, 1989, 56:145.

[18] Kotitschke R et al. Stability of fresh frozen plasma: results of 36-month storage at $-20℃$, $-25℃$, $-30℃$ and $-40℃$. Infusionstherapie und Transfusionsmedizin, 2000, 27:174.

[19] Klein HG. Pathogen inactivation technology: cleansing the blood supply. Journal of Internal Medicine, 2005, 257:224 - 237.

[20] Bryant BJ, Klein HG. Pathogen inactivation: the definitive safeguard for the blood supply. Archives of pathology & laboratory medicine, 2007,131:719 - 733.

[21] WHO guidelines for sampling of pharmaceutical products and related materials. In: WHO Expert Committee on Specifications for Pharmaceutical Preparations. Thirty-ninth report. Geneva, World Health Organization, 2005 (WHO Technical Report Series, No. 929, Annex 4).

*林连珍、周雁翔、邢延涛、高少阳、李陶敬、周耀群、周志军、张明徽 译*
*侯继锋、于传飞 校*

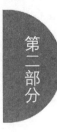

# 保障人血液制品安全性的病毒灭活和去除方法指南

## 1 导言和范围

人血液是很多种致命性创伤或疾病治疗和预防药品的原料。尽管采取了诸如献血员筛选、对捐献的血液和混合血浆进行检测的措施,但是人们仍认为输注血浆和纯化的血浆蛋白质制品具有感染经血传播病毒的危险。在过去的 15 到 20 年里,在世界上的很多地方,曾与这些产品相关的主要病毒(HBV、HCV 和 HIV)的威胁已大大降低或消除。这是由于采用更敏感的方法对捐献的血液和混合血浆进行筛查以及生产工艺中加入有效病毒灭活和去除方法的结果。目前已证明数种病毒灭活和去除方法适用性强,能极大地提高病毒安全性。基于该段历史,对所有从血液提取的蛋白质溶液包括免疫球蛋白均应增加病毒灭活方法。

WHO 成员国不断地关注从血浆提取的药品质量和安全性,出台了一系列有关支持和建议的紧急要求。此外,1997 年 5 月 13 日世界卫生大会第 50.20 号关于"生物制品质量推动国际贸易"议案,要求 WHO 加大对成员国的帮助,使成员国逐步加强国家管理当局的管理能力和质量控制实验室的检测能力,以提高其在该领域的监管胜任能力。并要求 WHO 加大努力以提高全世界范围内生物制品的质量和安全性。

针对上述要求,用现行"WHO 关于拟用于保证人血浆制品病毒安全性的病毒灭活和去除方法指南"[1],对"WHO 关于血液、血液成分和血浆提取物的采集、加工和质量控制要求"进行完善和补充。现行指南适合于生产人血浆提取物,和从混合或单份血浆制备的用于输液的病毒灭活血浆的病毒灭活和去除步骤的验证和评估。通过使用普遍公认的方法对现有经验进行总结,希望该文件能达到预期目标,作为加速执行和保证正确执行的指南。

毫无疑问,不但在验证和质量控制方法方面,就是在关于献血员选择和血液筛查方法上,不同国家也有不同的政策。这些指南不能取代世界不同地区管理当局的要求[2,3,4],其初衷是帮助那些对去除病毒污染工艺不甚了解的国家管理当局和生产商。

该文件不包含动物来源和由重组技术生产的制品。

## 2 一般考虑

病毒安全性源于生产过程中 3 个互补步骤,即:献血员选择、单份血浆和混合血浆的检测以及生产过程中加入病毒灭活和去除方法,每一步必须严格按 GMP 要求进行。虽然这些指南描述的只是第三部分内容,但是任何单一部分都不能提供足够的病毒安全性保证,只有将三部分结合起来才能达到病毒安全性的要求。

有关用于纯化的血液提取物和拟作输液用血浆的病毒灭活和去除方法的相关原则描述如下：

· 病毒污染来自献血员，偶尔来自生产过程，如生产过程中使用的试剂。

· 病毒验证研究拟作为评价生产过程中清除病毒传染性的程度。这些研究工作只能对常规生产过程中病毒灭活和去除进行粗略评估，因为用于研究的模拟病毒可能不同于血液中存在的病毒，并且很难或者不可能模拟生产过程中的条件。因此，研究方法是否合适，需要与生产商一道进行逐步检查以确定所选择的病毒和所用的验证条件是正确的。

· 按要求用于研究的病毒应包括：HIV；HCV 模拟病毒如 Sindbis 或牛腹泻病毒（BVDV）；一种或多种非包膜病毒如 HAV、脑心肌炎病毒（EMCV）或猪细小病毒；一种包膜 DNA 病毒如伪狂犬病毒或鸭乙肝病毒。

· 应该考虑生产工艺的病毒灭活或去除能力：（1）病毒滴度降低量；（2）病毒灭活速率和灭活动力曲线；（3）生产条件改变后的灭活效果；（4）生产过程对不同种类病毒的选择性。应使用适宜的统计学方法对数据进行分析处理。

· 应将病毒去除与病毒灭活区分开。这一点在保证准确模拟生产步骤和确定生产过程中对降低传染性起重要作用的参数是非常重要的。例如，如果层析步骤去除病毒，那么流速和柱子直径是生产过程中重要的变量，而如果缓冲溶液用于灭活病毒，那么温度和 pH 很可能是最重要的。

· 纯化步骤如沉淀或层析具有去除病毒作用。然而，去除作用严格依赖于蛋白质组成和所使用的分离条件，分离工艺很难缩小达到验证目的。因此必须对所有相关规程以及条件允许变化范围加以说明，并提供质控资料。应对所用柱子、层析介质和储藏、保养以及再生条件进行描述。

· 验证研究需要很好的文件化管理以保证方法正确执行。向待检溶液中加入合理的最高滴度的病毒，其病毒与样品的比例最高不超过 1:9。最好在病毒加入样品后测定病毒感染性起始滴度，然后在病毒灭活或去除过程中的不同时间点，测定病毒感染性滴度。必须对最坏条件进行验证研究。采用适当的质控方法证明病毒检测方法是正确的和敏感的。

· 所有病毒感染性实验都存在病毒浓度最低检测限问题。由于统计学原因，样本大小决定检测低病毒浓度的能力。所以，如果研究表明所有病毒被灭活或去除，应该对实际能够做到的最大样品量进行测定。

· 整个生产过程中，应采取措施以防止在病毒灭活或去除步骤后再受污染。

· 对具有高度的潜在危险性的血浆蛋白质溶液，如凝血因子、蛋白质水解抑制剂及静脉注射用免疫球蛋白，应优先考虑对生产中所采用的病毒灭活步骤进行验证。

# 3 传染因子

## 3.1 病毒、病毒污染量和筛查方法

来源于人血液的医药制品包括凝血因子、免疫球蛋白和白蛋白，而所有的这些制品曾经给使用者造成严重的病毒感染。引入病毒灭活和去除方法的目的是为了改善病毒安全性，以便

使病毒感染不再发生。特别值得关注的病毒是 HBV、HCV 和 HIV,它们都曾经通过某些血浆制品传染过,并导致威慑生命的疾病。其他值得关注的病毒包括 HAV 和细小病毒 B19,二者曾经通过凝血因子浓制剂进行传染。这些病毒的一些特性见表1。

**表1　某些经血浆传播的病毒的部分特性**

| 病毒 | 基因组 | 包膜 | 大小(nm) |
|---|---|---|---|
| HBV | 双链 DNA | 有 | 40 – 45 |
| HCV | 单链 RNA | 有 | 40 – 50 |
| HIV | 单链 RNA | 有 | 80 – 130 |
| HAV | 单链 RNA | 无 | 28 – 30 |
| 细小病毒 B19 | 单链 DNA | 无 | 18 – 26 |

病毒的致病性由病人人群和所注射的制品决定。例如细小病毒 B19 感染红细胞前体细胞,并在一段时间内有效地消灭这些红细胞前体细胞。在大多数情况下细小病毒感染相对温和,因为有成熟红细胞的大量缓冲作用;然而,对患有溶血性贫血(镰刀状细胞贫血)的病人,因为成熟红细胞的寿命较短,细小病毒感染可能是致命的。在非洲,镰刀状细胞贫血较欧洲更普遍,因此细小病毒 B19 在非洲更受关注;其他传染因子(如戊型肝炎病毒),根据它们在献血员中的流行情况,在其他地域可能具有重要意义。其他例子包括:(1)巨细胞病毒和嗜人 T 淋巴细胞病毒 Ⅰ 和 Ⅱ(HTLV Ⅰ + Ⅱ),虽然曾通过输注细胞成分引起感染,但它们与细胞密切相关,因此认为在使用人血浆来源的治疗蛋白质时,不会带来太大危险。(2)HAV 可能通过纯化的凝血因子浓制剂感染,但对于含有抗-HAV 抗体的如 IVIG 制品,通常不会有问题。

要想制品安全,生产工艺必须彻底灭活和(或)去除制品中的病毒。这主要取决混合血浆中感染病毒的献血员人数和病毒滴度(浓度)。在执行筛查试验以前,美国或欧洲献血员中肝炎病毒、HIV 和细小病毒的估计阳性率以及其滴度见表2。例如,在建立 HCV 抗体检测试验以前,HCV 阳性的献血有 1%~2%。另一个例子是细小病毒,已知献血员感染细小病毒的比例为 1/1000~1/7000,主要因为普通人群普遍存在细小病毒感染,并且未对其进行常规检测。因此由 1 万或 1 万份以上未筛查的单份血浆组成的混合血浆,大多数都受到 HCV 和细小病毒的污染。当知道受污染的单份血浆的病毒滴度和混合血浆包含的份数后,就能计算混合血浆的病毒滴度(表2)。因为感染个体中的 HCV RNA 滴度为 $10^4$ 至 $10^6$ 基因组当量[(GE)/ml],细小病毒 B19 DNA 为 $10^2$~$10^{12}$ GE/ml,所以可推算出混合血浆中含 $10^2$~$10^4$ GE/ml 的 HCV 和 $0$~$10^9$ GE/ml 的细小病毒。简单说,由 1 万或 1 万份以上的未筛查的单份血浆组成的混合血浆,大多数将会受到 HCV 和细小病毒的污染,而污染 HBV、HIV 和 HAV 的几率较低。对于 HBV、HCV 和 HIV,混合血浆的病毒滴度可达到 $10^4$ GE/ml。值得注意的是,病毒感染单份血浆的发生几率受多种因素的影响,包括采血人群,细小病毒还受到季节变化等影响。

Paul-Ehrlich 研究所进行的一项研究显示,对献血员进行 HCV 抗体筛查前和使用第一代或第二代 HCV 抗体检测试剂进行献血员筛查后,混合血浆 HCV RNA 阳性率见表3。虽然筛查降低了阳性混合血浆的数量,但更重要的是发现了受污染的混合血浆病毒滴度没有降低。这是由于检测的是抗体而不是病毒,而对于 HCV 和很多其他的病毒而言,病毒滴度峰出现在循环抗体产生之前,即所谓的窗口期。尽管如此,对献血员传染性标志物,如 HBsAg、抗 HIV

和抗 HCV 筛查能降低混合血浆中阳性血浆数量,在某些情况下,也降低了起始材料的病毒含量,所以对献血员筛查是保证病毒安全性的一个重要因素。

**表2　从为筛查献血员分离的血浆的病毒滴度**

| 病毒 | 献血员血液的<br>阳性率 | 病毒滴度<br>(GE/ml) | 混合血浆的推算滴度<br>(GE/ml) |
|---|---|---|---|
| HBV | 1/10 000 | $10^3 - 10^8$ | $0 - 10^4$ |
| HCV | 1/50 - 1/100 | $10^4 - 10^6$ | $10^2 - 10^4$ |
| HIV | 1/1000 - 1/10 000 | $10^3 - 10^7$ | $0 - 10^4$ |
| HAV | 1/500 000 | $10^3 - 10^5$ | $0 - 10^1$ |
| 细小病毒 B19 | 1/1000 - 1/7000 | $10^2 - 10^{12}$ | $0 - 10^9$ |

\* 假定为 10 000 份混合。

**表3　进行单份血浆 HCV 抗体检测后,混合血浆 HCV RNV 阳性率[5]**

| 对单份血浆筛查 | 混合血浆数<br>(阳性数/总数) | HCV PCR 阳性率<br>(%) |
|---|---|---|
| 未筛查 | 8/8 | 100 |
| 第一代抗体检测 | 65/85 | 76 |
| 第二代抗体检测 | 49/123 | 39 |

来源:Nübling, Willkommen & Löwer [5].

　　在某些情况下,核酸扩增技术(NAT)已用于病毒核酸检测。因为核酸与病毒本身相关而与宿主对感染的反应无关,所以 NAT 可以缩短窗口期和降低混合血浆中的病毒总量[6,7](a)。可用 NAT 评估混合血浆中基因组核酸的量,作为提高献血员筛查有效率的一种辅助措施。当与病毒去除或灭活定量分析资料结合分析时,即使只间歇进行,混合血浆 NAT 检测也为产品安全性评价提供了依据。

**表4　HIV,HCV 和 HBV 平均窗口期[8,9](b)**

| 病毒 | 血浆未进行 NAT 检测的窗口期<br>(天数) | 混合血浆进行 NAT 检测的窗口期<br>(天数) |
|---|---|---|
| HIV | 22 | 10 |
| HCV | 82 | 9 |
| HBV | 59 | 49 |

来源:Schreiber et al. [8];Kleinman et al. [9].

　　最后,应该意识到所有检测方法都有不足,它们不能检测低于某个水平的病毒感染,并且在筛查过程中可能发生错误,尤其是大规模血浆筛查。另外,筛查仅限于被检测的病毒。因此,虽然筛查有助于保证病毒负载量最小,但是它不足以保证病毒安全性,生产过程中的去除或灭活病毒的能力是第二个至关重要的因素。献血员潜在感染的比例取决于特殊的地域。在某些地区,献血员 HBV 或 HIV 感染率远远高于那些已采取保证病毒安全性等战略性措施的国家。在这些地区,生产过程中的去除或灭活病毒的能力显得尤为重要。

## 3.2 其他传染因子

细菌和寄生虫感染(包括疟原虫和锥体虫)对于血浆制品不构成危险,因为制品用0.2 μm 滤膜进行了除菌过滤。

朊病毒作为传染性海绵状脑病包括人类 CJD 病的公认的致病因子,是值得关注的问题,尤其是牛海绵状脑病流行后在英国出现的 CJD 变种(vCJD)。目前主要关注的是来自于部分动物模型的实验证据,这些研究结果表明,虽然是后期感染并且传染性较低,但是血液可能存在传染性。与这些动物实验资料相比,尽管输血量在增加,并且 CJD 传染因子有极强抗性(hardy nature),但传统 CJD(每年死亡率为百万分之一)的发病率没有增加。正如 CJD 一样,在临床实践中,没有证据证明 vCJD 通过血液、血液成分或血浆蛋白质制品进行传播。然而,vCJD 是一个新出现的疾病,目前做出无危险性的结论为时尚早。WHO 在一份有关与人和动物海绵状脑病的医药制品和其他制品的咨询报告中,总结了降低人源和牛源材料对人类危险性的措施[10]。

## 3.3 病毒灭活和去除方法验证

### 3.3.1 相关和模拟病毒的选择

可能污染血液和血液制品的病毒包含所有病毒类型,包括基因组为 DNA 或 RNA,有或无脂包膜,以及病毒大小可以从最小的细小病毒到中等大小的 HBV。因此,令人满意的处理方法应具有去除或灭活较宽范围病毒的能力。通常,研究至少选择三种病毒,分别代表不同种类传染因子。

选择代表起始材料中可能存在的病毒(表5)。所有病毒均为实验室病毒株,这些病毒株可进行高滴度培养并易于检测。可作为 HCV 模拟病毒的包括牛腹泻病毒(BVDV)、Sindbis 病毒、Semliki Forest 病毒或黄热病毒。因为它们具有许多共同特性,包括脂包膜、RNA 基因组和病毒颗粒为 40~50 nm。HIV 和 HAV 实验室病毒株已用于病毒灭活验证,犬或猪细小病毒已作为 B₁₉ 模拟病毒在病毒灭活验证中使用。HBV 病毒模型难以确定,因为该家族中只有少数几种病毒能培养生长。鸭肝炎病毒已被采用,但疱疹病毒和伪狂犬病毒也已用作大 DNA 病毒模型。表5 所列并不完全,其他合适病毒也可采用。目前所关注的主要病毒为 HIV、HBV 和 HCV,几乎都有能代表这些病毒的实验室病毒株。在研发阶段,通常将对所用的病毒灭活方法具有特殊抵抗力的病毒作为有效的替代病毒。例如,验证低 pH 或 S/D 病毒灭活方法的首选病毒是水泡性口炎病毒(VSV)。然而,对于产品注册,应该使用与起始材料中存在的病毒更为类似的病毒。值得注意的是,在实验设计和研究过程中,应考虑对与人和动物接触的病毒的安全处理。有关模拟病毒选择和测定的详细情况,读者可查阅现有的指导文件。

表5　通过血浆传染的病毒和相应的模拟病毒

| 病毒 | 用于模拟灭活/去除研究的病毒举例 |
| --- | --- |
| HBV | 鸭乙型肝炎病毒、伪狂犬病毒（PSR） |
| HCV | BVDV、Sindbis 病毒、Semliki Forest 病毒和黄热病毒 |
| HIV | HIV |
| HAV | HAV、脊髓灰质病毒、脑心肌炎病毒（EMCV） |
| 细小病毒 B19 | 犬细小病毒、猪细小病毒 |

＊ 针对乙肝病毒没有更方便的模拟病毒，经常用到伪狂犬病毒。伪狂犬病毒和乙肝病毒都是有包膜的双链 DNA 病毒。

### 3.3.2　模拟(缩小规模)生产工艺

生产工艺可看作一系列生产步骤，生产商有责任确定哪些步骤可能有去除或灭活病毒的作用，并证明这些生产步骤降低病毒的程度。并非所有步骤均需进行评价。生产工艺各步去除或灭活病毒的能力是在实验室条件下而不是在生产条件下进行测定，因为有意将病毒引入生产设施是不合适的。工艺模拟的正确性至关重要，应通过比较实验室和实际生产规模的起始材料和产品的特性来进行评估。模拟工艺的物理参数（如：温度、搅拌、柱高和线性流速以及沉淀和过滤条件）和化学参数（如：pH、离子强度、湿度和灭活剂的浓度）应尽可能与实际一致。值得注意的是，虽然很多生产步骤很容易模拟，但已证明乙醇分离工艺模拟的变异性特别大，部分是由于缩小生产规模的离心工艺和在小规模条件下控制零下温度困难造成的。

灭活步骤一旦被正确模拟，应将病毒加入待验证步骤之前的材料中，并测定经此步骤后病毒剩余量。实验结果采用传统的对数表示方式来描述传染性降低的程度。感染滴度（感染单位/ml）乘以体积来计算总传染性或病毒总量。通过比较所验证步骤起始和结束时病毒负载量来计算病毒清除量。例如：起始病毒滴度是 $10^5$/ml，体积是 20 ml，灭活后病毒滴度是10/ml，体积是 60 ml，那么起始病毒负载量是 6.3 logs，结束时是 2.8 logs，病毒清除量是 3.5 logs。

对于病毒灭活方法，应对其病毒灭活动力学和灭活程度两者进行验证。病毒灭活动力学很重要，因为快速杀灭大量病毒进一步说明该步骤的杀病毒潜能，对于较好的病毒灭活方法，在病毒灭活效果上与其他人进行的类似工艺应有可比性（见 4 部分）。对于病毒去除系统，应尽量显示总量平衡，即：能够解释所加入的病毒去向。如果所加的缓冲液具有杀病毒作用，将病毒的去除与病毒的杀灭区分开来是非常重要的。

有必要对生产工艺条件可能出现的变化对病毒清除效果产生的影响进行评价。生产工艺条件的变化包括特殊步骤温度和起始材料组成的改变。一个耐用的（robust）、有效的、可靠的灭活步骤应能去除或灭活足够量的病毒，一般为 4 logs 及以上，并且要易于真实模拟，以及对工艺条件改变相对不敏感。去除 1 log 病毒的步骤被认为是无意义的。有两步耐用的去除或灭活包膜病毒的生产工艺生产的制品很可能是安全的，尤其是使用不同的病毒灭活机理（如：化学处理灭活后再用有效的物理去除步骤）。非包膜病毒更难去除或灭活。生产工艺中含有一步有效去除或灭活非包膜病毒的病毒灭活步骤，生产出的产品就可能是安全的。如果没有非包膜病毒灭活步骤，已证明包括执行筛查程序（如 NAT）在内的其他方法有助于排除传染性因子。

病毒验证研究受到很多限制。假定不同步骤的灭活效果能以某种方式相加，可将生产工艺分成几个能独立评价的单个步骤。只有第一步病毒灭活后存活的病毒对其他步灭活没有抵抗性时,才是真实的,但事情往往不是如此。如果病毒对一种化学处理有抵抗性是因为病毒以聚合体形式存在,化学物质不能穿透造成,那么对于第二种不同的化学处理也具有抵抗性。必须注意,对相同处理不要计算两次,例如,如果乙醇对病毒有直接的病毒灭活效果,所有乙醇分离步骤,包括乙醇浓度增加步骤均以相同方式灭活病毒,所以不增加灭活效果。相反,如果某种乙醇浓度导致病毒传染性的降低是由于病毒颗粒的去除,而在高浓度时是灭活病毒,那么灭活效果可以相加。因此,必须注意判断不同步骤灭活效果相加是否正确,这主要取决于是否通过不同机理去除或灭活病毒。其他应注意的是,用于实验室研究的病毒与野生状态的病毒不同;血浆中可能含有针对要清除病毒的抗体,这些抗体以难以预测的方式影响病毒去除或灭活;部分病毒可能对多种灭活步骤存在抗性;模拟工艺可能不完美。因此病毒清除数只是近似值。

建立合适的实验室模型所存在的困难是,实验数据不能完全反映生产操作。一般来讲,一个安全产品要求生产工艺去除或灭活病毒传染性的能力必须远超过起始材料中病毒水平。对于血液传播病毒的高发地区献血员提供的混合血浆,生产用的起始材料病毒含量高,使用两种互补的病毒灭活和去除步骤显得尤为重要。使用互补的病毒去除或灭活方法的第二个好处是潜在地增加了病毒谱的覆盖面。

### 3.3.3　其他考虑

实际上很多病毒灭活和去除工艺生产的制品是安全的。关于细菌,无菌制品传统定义为一百万个剂量中最多含有一个有传染性的微生物。关于无病毒的数据还未达成一致,因为病毒在成品中难以测定,加入制品的病毒储备液滴度有限,并且评估生产工艺去除或灭活病毒能力易受多种因素的影响。

普遍认为,检测成品病毒标志物作为日常批签发的部分指标,对病毒安全性控制作用不大。关于血清学实验,商业性的试剂盒通常不是为检测纯化组分设计和验证的。对于大多数制品,纯化工艺可能将病毒抗体或抗原去除到试剂检测灵敏限度以下,而用 ELISA 检测免疫球蛋白制品时,由于存在高浓度免疫球蛋白,会出现非常高的假阳性。关于基因组实验,已证明混合血浆 NAT 测定是一个有效方法,然而,因为 NAT 不能将灭活步骤后存活的病毒与已灭活病毒区分开来,如果存在传染性病毒,其浓度可能非常低,因此建议 NAT 不用于成品检定。如果对成品进行测定,必须说明该试验适合他们的预期目的。

### 3.3.4　感染性测定

详细描述病毒感染性测定方法不属于该文件范围,读者可参阅其他现有指南(见参考文献 2 ~ 4)。病毒灭活研究的终报告模板见附录 1。下面列出几点考虑事项:

(1)在制备高滴度病毒储备液时,应注意避免病毒发生聚合,因为聚合后的病毒可能增强了物理去除作用,但灭活作用降低,从而与实际生产不相符合。

(2)加入制品的病毒体积应较小,从而不会稀释制品和改变制品的特性。加入量通常为 5% ~ 10%。

(3)应对病毒滴度测定用的缓冲液和制品分别评估其对病毒感染性测定方法的毒性和干扰作用,因为这些因素可能对指示细胞产生有害作用。如果溶液对指示细胞有毒性,有必要将缓冲液进行稀释、调整 pH 值、透析或采用其他去除毒性或干扰的方法。应有足够的对照数据来证明用于制备待测样品的方法(如:透析、储存)对加入病毒的去除或灭活的影响。

（4）如果测定前样品是冰冻的,应有足够的对照说明冻融对病毒的感染性没有影响。应在冰冻前除去病毒灭活剂。

（5）需要对所使用的病毒测定方法的可靠性进行验证。验证可能包括在实验条件有或没有轻微改变情况下,通过反复实验评价该方法的耐用性,并且对病毒测定体系中所使用的正确统计学的可靠性进行评价。对于一个控制良好的体外病毒测定方法,实验内变异的95%可信区间应在均值±0.5log范围内。

# 4　公认的病毒灭活/去除方法回顾

根据（1）这些病毒灭活方法在不同制品中的应用,（2）被数个生产商所采用,（3）拥有大量临床前和临床资料和（4）方法耐用性强的特点,一般认为该部分描述的方法能充分保证病毒安全性。4.1部分描述了公认的病毒灭活方法（巴氏消毒、干热、蒸汽加热、S/D和低pH孵放）;4.2部分描述了公认的病毒去除方法（沉淀、层析、纳米过滤）。病毒灭活/去除方法的选择取决于所制备蛋白质的大小和稳定性、生产商拟采用的纯化方法以及相关病毒的特性和滴度。应值得考虑的是病毒灭活和去除的每一个方法都有其自身特点。例如,S/D对包膜病毒灭活效果很好,但是不能灭活非包膜病毒。如果HBV是主要的值得关注的病毒,S/D方法可能优于加热处理,因为已知HBV对热相对稳定。另一方面,几种加热处理方法能灭活4logs及以上的HAV,当关注HAV时,热处理优于S/D方法。如上面提到的,从病毒安全性考虑,最好的病毒灭活工艺是采用互补结合的方法,因为互补结合方法能增加灭活病毒谱的覆盖面,也能增加病毒清除量。无论是使用一种或多种病毒灭活和去除方法,除了病毒安全性以外,维持天然蛋白质结构和功能同样重要,必须全面评价。已得到公认的病毒灭活和去除方法的一般特性见表6a和6b,已成功用于商业化制品的单个专用的病毒灭活和去除方法实例见表6c。后续部分所提供的代表性资料适合于不同种类制品;然而,生产商有义务对他们每一个产品的病毒灭活和去除效果进行评估。

**表6a　公认的病毒灭活方法特征**

| 处理 | 优点 | 考虑要点 | 最需记录的相关参数 |
| --- | --- | --- | --- |
| 巴斯德消毒法 | ·灭活脂包膜和包括HAV在内的某些非脂包膜病毒<br>·相对要求简单的病毒灭活设备 | ·蛋白质稳定剂也保护了病毒<br>·HBV是相对热稳定病毒<br>·不稳定的凝血因子回收率低<br>·不灭活细小病毒B19 | ·温度<br>·温度均一性<br>·保温时间<br>·稳定剂浓度 |
| 终产品干热法 | ·灭活脂包膜和包括HAV在内的某些非脂包膜病毒<br>·对终产品（分装、冻干后）进行加热处理 | ·灭活HBV一般至少需要80℃<br>·不灭活细小病毒B19<br>·需要严格控制制品的水分含量<br>·冰冻和冻干条件需要很好的验证 | ·冻结时间<br>·冻干时间<br>·温度均一性<br>·（制品）水分残留量 |

续表

| 处理 | 优点 | 考虑要点 | 最需记录的相关参数 |
|------|------|----------|----------------------|
| 蒸汽加热 | ·灭活脂包膜和包括 HAV 在内的某些非脂包膜病毒 | ·不灭活细小病毒 B19<br>·冰冻和冻干条件需要很好的验证<br>·病毒灭活操作相对复杂 | ·冻结时间<br>·冻干时间<br>·温度均一性<br>·加热前后水分含量 |
| 有机溶剂/去污剂(S/D) | ·对脂包膜病毒特别有效<br>·不会使蛋白质变性<br>·高回收率<br>·所需要的设备相对简单 | ·对非包膜病毒无效<br>·通常所有的缓冲液不影响灭活病毒效果<br>·有机溶剂、去污剂必须除去 | ·温度<br>·处理时间<br>·试剂浓度 |
| 酸性 pH | ·对脂包膜病毒有效<br>·所需要的设备相对简单 | ·对非包膜病毒的灭活效果有限<br>·多数限于 IgG 的病毒灭活<br>·在 pH4 要有效杀死病毒需要提高温度<br>·过程需要验证 | ·pH<br>·温度<br>·处理时间 |

表 6b　公认的病毒去除方法特征

| 处理 | 优点 | 考虑要点 | 最需记录的相关参数 |
|------|------|----------|----------------------|
| 沉淀 | ·纯化蛋白质<br>·能有效去除包膜和非包膜病毒,包括 HAV 和细小病毒 B19 | ·通常去除一定量病毒<br>·难模拟 | ·沉淀剂浓度<br>·蛋白质质浓度,pH、或许离子强度<br>·温度<br>·加沉淀剂时间和沉淀时间<br>·沉淀污染上清液程度(反之亦然) |
| 层析 | ·纯化蛋白质<br>·能有效去除包膜和非包膜病毒,包括 HAV 和细小病毒 B19 | ·病毒去除量主要取决于所选择的树脂、蛋白质溶液和缓冲液<br>·病毒去除量在病毒与病毒之间有很大不同<br>·病毒去除量能随树脂使用时间而变化<br>·在下批制品生产之前,树脂必须采取卫生措施使其安全 | ·树脂填充情况用 HETP 测试<br>·蛋白质洗脱图谱<br>·流速和缓冲液体积<br>·树脂重复使用次数 |

| 处理 | 优点 | 考虑要点 | 最需记录的相关参数 |
|---|---|---|---|
| 纳米膜过滤 | ·有效去除脂包膜病毒<br>·可能有效去除非包膜病毒,包括 HAV 和细小病毒 B19<br>·不会使蛋白质变性<br>·对比较小的蛋白质,如凝血因子Ⅸ,回收率高<br>·在除菌、分装前进行纳米膜过滤时,下游污染风险小 | ·病毒去除多少取决于所使用的滤器膜孔大小<br>·不可能去除所有的小病毒<br>·通过完整性测试可能不会发现滤器缺损 | ·压力<br>·流速<br>·滤器完整性<br>·蛋白质浓度<br>·制品体积与滤器膜表面积比例 |

表 6c　已成功应用于上市血液制品的病毒灭活和去除方法

| 处理方法 | 制品类型 |
|---|---|
| 生产过程中 | |
| SD | ·处理 IgG<br>·凝血因子类(如:凝血因子Ⅷ、凝血因子Ⅸ、凝血酶原复合物、纤维蛋白质胶)<br>·蛋白质抑制剂[如:抗凝血酶Ⅲ(AT-Ⅲ)]<br>·血浆 |
| 巴斯德消毒 | ·IgG<br>·凝血因子类(如:凝血因子Ⅷ、凝血因子Ⅸ、vWF、凝血酶原复合物、纤维蛋白质胶)<br>·蛋白质酶抑制剂(如:AT-Ⅲ、α-1-蛋白质酶抑制剂) |
| 蒸汽处理 | ·凝血因子类(如:凝血因子Ⅷ、凝血因子Ⅸ、纤维蛋白质胶)<br>·蛋白质酶抑制剂(如:C1-抑制剂) |
| pH4 孵放 | ·IgG |
| 纳米膜过滤<br>(35 nm 或小于 35 nm) | ·IgG<br>·凝血因子类(如:凝血因子Ⅷ、凝血因子Ⅸ、vWF、凝血酶原复合物)<br>·蛋白质酶抑制剂(如:AT-Ⅲ) |
| 终产品(分装于最终容器) | |
| 终产品巴斯德消毒 | 白蛋白质 |
| 终产品干热处理 | 凝血因子类(如:凝血因子Ⅷ、凝血因子Ⅸ、凝血因子Ⅺ) |

## 4.1 病毒灭活方法

### 4.1.1 白蛋白巴斯德消毒法(巴氏消毒)

最典型做法是白蛋白溶液在除菌过滤、分装到最终容器以后,在 $60 \pm 0.5$℃ 连续加热 $10 \sim 11$ 小时。如果巴氏消毒在分装前进行,必须注意防止巴氏消毒后的污染,包括细菌的污染。为防止白蛋白变性,在除菌过滤之前加入低浓度的辛酸钠或辛酸钠和 N-乙酰色氨酸。除极少数例外[11],几十年的临床应用结果证明白蛋白对肝炎病毒和 HIV 是安全的。这种安全性记录更多的得益于用低温乙醇法生产白蛋白。低温乙醇法也有助于制品的安全性。将模拟病毒加入 5% 白蛋白溶液中,在60℃加热,结果见图1。加热10分钟后已检不出传染病毒。由于病毒灭活条件已很完善,某些国家的药品管理机构不要求验证巴氏消毒的有效性,但是生产单位必须证明处理全过程的温度和时间符合要求。通常是将瓶子浸入水中或放在空气流动的恒温箱中。两种做法均要进行温度均一性验证,包括测定水、空气和制品本身的温度。所有这些验证研究必须是在放置的制品瓶数有代表性(常规生产量)的情况下进行。一旦验证完成,在每次巴氏消毒过程中,温度探头都应放在水浴或恒温箱能指示处理全过程各点温度符合要求的地方。白蛋白通常作为非肠道药物的稳定剂,其要求应与治疗用白蛋白的要求一致。

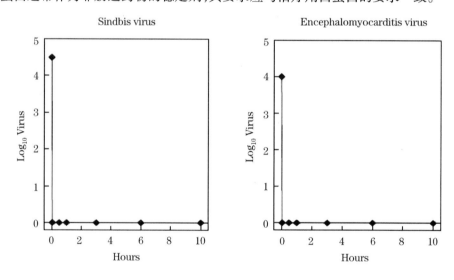

**图1    5%白蛋白巴氏消毒灭活病毒速率**

[注意:在此图和其他图中,"0"代表未检测出病毒]。

来源:Horowilzetal.[12]

### 4.1.2 其他蛋白质溶液巴氏消毒

在液体状态,大多数蛋白质在60℃加热时会发生变性。为了保存多数不稳定蛋白质的生物学功能,在加热前需加入稳定剂,如:氨基酸、糖或枸橼酸盐。由于这些稳定剂也稳定病毒,因此生产单位需对每一种制品按规定的处理条件,用模拟病毒进行病毒灭活效果验证。巴氏消毒后需要除去稳定剂。一般用透析法、体积排阻色谱法(SEC)或正相吸附色谱法(positive adsorption chromatography)将所要的蛋白质吸附到色谱树脂上。虽然有很少数 HBV 传染报道[12],但是巴氏消毒已成功地应用于多种血浆蛋白制品,包括凝血因子类制品和免疫球蛋白溶液。常见的制备凝血因子Ⅷ的方法是在高浓度甘氨酸和蔗糖或选择的盐存在的情况下，在60℃加热10小时。公布的结果显示了灭活抗血友病因子（AHF）制品中病毒量和灭活速率（见图2和表7）。

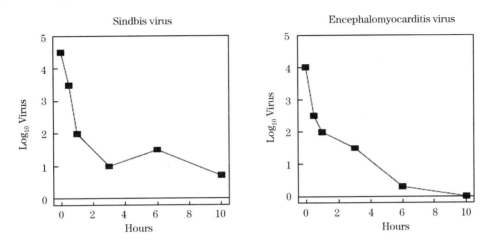

**图2　50%蔗糖和2.75M甘氨酸存在的情况下，AHF巴氏消毒病毒灭活速率**

来源：Horowitz et al.[12]

因为病毒可能陷入颗粒中，从而保护了病毒，因此在加热之前，典型做法是将溶液用1微米或孔径更小的滤器过滤除去颗粒。用夹层罐加热，并且一般在加热的全程搅拌溶液。进行温度分布研究，保证罐中的每一点、每一时段的温度在规定的范围内。必须注意罐的所有部位，包括盖子（溶液可能溅在盖子上）都能受热。要在最恶劣的条件，即巴氏消毒的最低温度下进行病毒验证研究。病毒灭活研究中应检测蛋白质的回收率，并应能达到规模化生产能认可的量（蛋白质回收率）。

**表7　巴氏消毒处理因子Ⅷ溶液**

| 病毒 | 灭活量（$logID_{50}$） | 灭活时间（小时） |
|---|---|---|
| HIV | ≥5.0 | 1.0 |
| CMV | ≥6.0 | 8 |
| EBV | ≥3.3 | 0.5 |
| HSV | ≥5.9 | 4 |
| 脊髓灰质炎病毒 | ≥7.1 | 10 |
| 牛痘病毒 | 6.2 | 10 |

来源：Hilfenhaus，，et al.[14]

### 4.1.3　加热冻干制品

蛋白质冻干去水分后可以耐受60～80℃或更高温度。在60～80℃加热72小时一般不能消除肝炎的传染性[13]，而在80℃加热会得到令人满意的灭活HBV、HCV、HIV和HAV结果[14]。最近，至少有一个生产企业用S/D处理它的AHF，又将终产品在100℃加热30分钟，

4 分钟灭活了所有 HAV(≥5logs)[15]。由于冻干后病毒也更稳定,因此生产企业必须在规定的条件下对每一种制品进行病毒灭活效果验证。病毒灭活效果受制品水分、配方(如:蛋白质、糖、盐、氨基酸含量),以及冰冻和冻干时间的影响。冻干循环影响水分含量,如不注意,胶塞也会影响水分残留量。

由于病毒灭活对水分残留量特别敏感,因此应根据病毒验证研究结果设置允许的制品水分残留量的上、下限,并且水分含量瓶间差异应在此范围内。为了确保有重现性,一个生产厂对每个生产批次,每次冻干过程做出规定:冻干时间、3 个及以上制品瓶内温度、冷却剂层温度、以及冻干室内压力均应维持在规定的限值内。冻干完成后,在无菌、1 个大气压的干燥氮气条件下加塞,以保证干热处理期间瓶与瓶之间的压力恒定。此外,每次冻干、干热处理后,1500 瓶一批的取 5 瓶测定水分含量,用这 5 瓶水分含量测定结果计算该批 95% 可信区间,验证后必须规定该制品水分含量在此值的上、下限值内。

再引用一下某生产厂干热处理规范,该厂干热条件为 80.25±0.75℃,72 小时。通过放在箱内 10 个不同部位的制品瓶内温度传感器,及放在验证时确定的箱内温度最高和最低点的 2 个“空气”探头,监测干热全程的温度。所有的温度传感器(瓶内的探头和测定空气的探头)测定的温度必须达到 79.5℃时开始计时。连续 72 小时温度传感器显示的温度必须稳定在 79.5~81℃。除此之外,干热箱每 6 个月验证一次。12 个探头(10 个制品瓶,2 个空气)分别与温度记录仪相连时,测定的温度增加到 24 个点。用此法测定干热箱内所控制的温度和温度分布。用自动控制方法监测干热全程温度时也要对其准确性进行核对。在 80℃加热处理凝血因子Ⅷ的结果见表 8 和图 3。

表 8　80℃、72 小时处理冻干凝血因子Ⅷ

| 病毒 | 灭活量(logID50) | 灭活时间(小时) |
| --- | --- | --- |
| Sindbis 病毒 | 8 | 72 |
| HIV | ≥6.4 | 72 |
| 牛痘病毒 | 2.6~3.3 | 72 |
| HSV | 2.2 | 48 |
| SLFV | ≥6.9 | 24 |
| HAV | ≥4.3 | 24 |
| CPV | ≥2.1 | 48 |

来源:KneveimanA,et al[18];Winkelman, et al[19];and Hart,et al.[20];

### 4.1.4　加湿条件下加热冻干制品(“蒸气加热”)

在等效温度条件下,通过在开始加热之前加水蒸气办法可以获得高质量的病毒灭活效果。为了确保达到预期效果,需要严格控制待加热品、加湿、加热时间。一种做法是冻干中间品经过筛、研磨均匀加工处理。在测定残留水分含量后,将冻干的中间品转移至不锈钢罐,向罐中缓慢加入一定量的水蒸气(水蒸气量是根据已测定的冻干品重量和水分残留量确定的),使最终水分含量达到 7%~8%。平衡一段时间后,在加水蒸气之前再取样测定水分含量。将中间品转移至不锈钢筒,向筒中吹入干燥氮气的方法除去氧气,进行压力试验确保筒密封。然后将该筒移至配有电加热器和风扇的柜中,以保证加热过程中温度分布均匀。按照不同制品不同

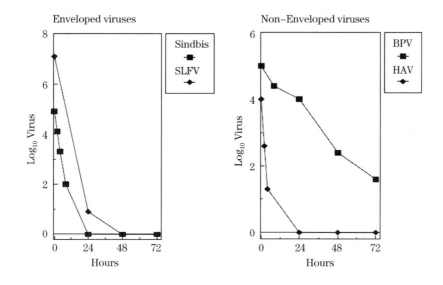

**图3　80℃干热处理灭活 AHF 包膜和非包膜病毒速率**

SLFV：Semliki 森林病毒；BPV，：牛细小病毒；HAV：甲型肝炎病毒。结果由苏格兰国家输血服务中心提供。

的温度范围加热不锈钢筒中的中间品。蒸气加热过程中旋转不锈钢筒，每半圈改变一次旋转方向。加热过程中，由于氮气不能在筒内扩散，同时湿的中间品蒸发出的水蒸气使筒内的压力升高。在蒸汽加热之后，从另一边打开加热柜，将加热后的中间品取出，放在与加热前生产区分隔开的生产区做进一步处理，以防止与未经病毒灭活处理的制品交叉污染。

　　为了确保批与批之间的一致性，应根据预试验病毒灭活量和蛋白质功能研究的结果设置蛋白质、盐、水分含量的范围。另外应确定不同的待加热制品与筒的体积比例。在蒸汽加热之前进行压力试验，以确保不锈钢筒内是密封的。加热过程中，连续监测制品、空气温度(制品和空气设置温度传感器)及筒内压力，并且必须预先设定每个制品应控制的范围。蒸汽加热之后，再一次测定中间品的水分含量。

　　虽然曾经有脂包膜病毒传播的报告[16,17]，但是临床数据显示总体上该法对肝炎病毒和HIV 是安全的[18]。需要指出的是，一些制品在 60℃加热 10 小时，另一些制品则在 60℃加热10 小时后，再在 80℃加热 1 小时；但是这不能认为是采用了两步独立的病毒灭活步骤，不能将所观察到病毒灭活量加和。已获得的几种制品加热处理后的结果见表9。

**表9　在 60℃蒸汽加热 10 小时**

| 制品 | 病毒 | 灭活量(logID50) | 灭活时间(小时) |
|---|---|---|---|
| 中纯凝血因子Ⅷ | HAV | >3.3 | 8 |
| | HIV | >6.8 | 10 |
| | PRV | 5.9 | 10 |
| 高纯凝血因子Ⅷ | HAV | 3.9 | 10 |
| | HIV | 6.7 | 10 |
| | PRV | 5.6 | 10 |

续表

| 制品 | 病毒 | 灭活量（logID50） | 灭活时间（小时） |
|------|------|------------------|------------------|
| 中纯凝血因子Ⅸ | HAV | >5.7 | 6 |
| | HIV | >6.5 | 6 |
| | PRV | >7.1 | 8 |
| 高纯凝血因子Ⅸ | HAV | >6.7 | 3 |
| | HIV | >7.9 | 8 |
| | PRV | >6.8 | 8 |

数据和处理信息经 Baxter/Immuno 允许。也参考了 Barrett, et al. [24] 和 Dorner and Barrett[25].

### 4.1.5 有机溶剂/去污剂处理

有机溶剂/去污剂混合物（S/D）破坏包膜病毒的脂膜。一旦破坏脂膜的病毒不可能再与感染细胞结合。该法不能灭活非包膜病毒。已应用的典型灭活条件是 0.3% 磷酸三丁酯（TNBP）和 1% 非离子去污剂，吐温 – 80 或 TritonX-100，在 24℃用 Triton X-100 处理至少 4 小时，或用吐温 – 80 处理至少 6 小时。当用 TNBP/Triton X-100 时，某些制剂在 4℃处理获得了成功。因高脂含量可能对病毒灭活效果产生不利的影响，因此应根据病毒灭活验证研究的最终结果（验证的最差的灭活条件）选择病毒灭活条件，即最低允许的温度和试剂的浓度，最高允许的制品浓度。在处理之前，用 1 μm 过滤膜除去溶液中的颗粒。另一种方法是，如果在加入试剂以后过滤，应证明未改变加入的有机溶剂和去污剂的浓度。保温期间轻轻地搅拌溶液。用于生产时，应通过物理的方法验证是否为均一的混合物，保温期间温度维持在规定的范围内。虽然肉眼观察染料分布情况可以作为一种替代方法用于验证混合物的均一性，但是最好是用在罐内不同部位取样检测 TNBP 或去污剂的浓度来证明。为了确保每个含病毒小滴均能与灭活剂接触，通常是开始在一个罐内保温 30 ~ 60 分钟，然后余下的时间再转移至另一个罐保温。用这种方式，在盖子上或在第一个罐表面上的任何一滴可能接触不到 SD 的都能接触到。另一种方法是，在保温之前先将试剂与血浆产品混合均匀，再转到罐中进行加温处理。病毒灭活间与后面的生产工艺间分开，以免造成交叉污染。通常病毒灭活间应有属于该间的设备和独立的空气供应系统。处理之后必须除去 SD 试剂。一般做法是用 5% 植物油抽提，用正相色谱层析法将要提纯的蛋白质吸附到树脂上，或用 C18 疏水树脂吸附试剂。依据制品的输注体积和频率规定 TNBP、吐温 – 80 和 Triton X-100 允许的残留量，一般这些试剂允许的残留量分别为 3 ~ 25、10 ~ 100、3 ~ 25 ppm。

在进行病毒灭活验证时，用稀释（在某些情况下或者用 C18 疏水树脂吸附 TNBP 和 TritonX-100）终止灭活。必须设置适当的对照说明在终止步骤后，病毒灭活已停止。许多临床研究结果证明 SD 灭活方法对 HBV、HCV 和 HIV 是安全的。这些临床研究结果反映了实验室和黑猩猩动物实验所证明的，SD 法灭活了大量病毒。在 24℃处理 AHF 浓制剂和纤维蛋白原的结果见表 10 和图 4。

表10　用0.3%TNBP和去污剂处理凝血因子Ⅷ溶液

| 病毒 | 灭活量(logID50) | 灭活时间(小时) |
| --- | --- | --- |
| VSV | ≥4.5 | 2 |
| Sindbis 病毒 | ≥5.5 | 1 |
| Sendai 病毒 | ≥6.0 | 1 |
| HBV | ≥6.0 | 6* |
| HCV | ≥5.0 | 6* |
| HDV | ≥4.0 | 6* |
| HI--1 | ≥6.0 | 0.25 |

来源：Horowitz[26] and Horowitz et al [27]

* 这些是用黑猩猩动物模型研究结果;6 小时是唯一的测试点。

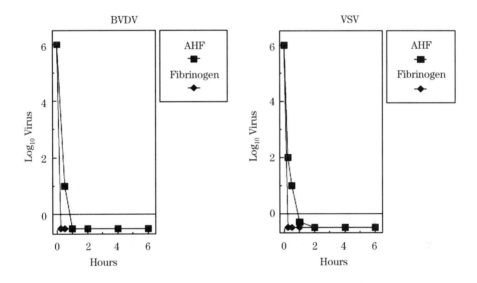

图4　用S/D处理AHF和纤维蛋白原

在24℃用0.3%TNBP和1%吐温-80处理AHF,在24℃用0.3%TNBP和1%Triton X-100处理纤维蛋白原。在指示的时间点取样测定BVDV和VSV感染性。该资料由 V.I.技术公司提供。

## 4.1.6　低pH

在杀死病毒的酸性条件下,大多数蛋白质会遭到破坏。如:已知在 pH 5.0~5.5 条件下灭活病毒量很少,而此 pH 能使凝血因子Ⅷ失活,免疫球蛋白除外。许多研究显示低 pH(如用于制备免疫球蛋白的 pH4 处理)能灭活几种脂包膜病毒[19]。加入微量胃酶用来降低抗补体活性,研究显示,该步处理有很少的杀病毒作用。由于酸处理最初用于降低 IgG 聚合作用和抗补体活性(步骤已做了一些改变),因此此步所用的处理条件可能或不能有效灭活病毒。由于病毒灭活效果受 pH、时间、温度、胃酶量和溶质的影响,因此每个生产单位的工艺均需要进行验证。作为一个例子,时间和温度对一种制品含有的 BVDV 和 HIV 灭活情况见图5。基于这些和其他结果,某生产单位将免疫球蛋白在37℃、pH4 条件下培育 6 小时;而另一个生产单位用S/D 处理免疫球蛋白后,再在 20℃、pH4.25 培育 21 天。

55

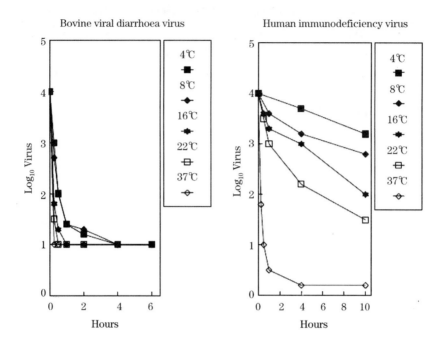

**图 5　在 37℃、pH4/胃酶灭活 IgG 中的病毒**

来源：Omar et al.[28]

## 4.2　病毒去除方法

20 世纪 80 年代，血浆分级分离条件选择主要考虑的是蛋白质的纯度，很少考虑病毒去除问题。现代血浆蛋白质纯化工艺常常是既要考虑蛋白质的提纯作用，又要考虑去除病毒的能力。例如，可能选择离子交换或单克隆抗体柱提纯蛋白质，但是所选择的方法也应具有去除病毒的能力。为此，额外用冲洗缓冲液，或用体积比较大的冲洗缓冲液来增加去除病毒量。另外，在最近几年研发了特定的除病毒方法，如纳米膜过滤。其他方法，如病毒亲和吸附剂尚在研究中。这类方法旨在用于除去病毒；同时也偶尔会除去最不希望除去的蛋白质。对于特殊的纯化步骤，病毒去除被认为是需要特别考虑的。无论是否有意设计，应和病毒灭活步骤一样，应按相同规范进行病毒去除验证和实施。

### 4.2.1　沉淀

虽然其他沉淀剂也用于血浆蛋白质分离，但是应用最广的是乙醇。乙醇除作为沉淀剂以外，也是消毒剂。但是，乙醇只在室温及以上温度条件下才起消毒剂的作用。为了避免乙醇引起蛋白质变性，血浆蛋白质分离提纯过程都是在低温下进行。因此，乙醇灭活病毒的作用即使有，也是很有限的。尽管如此，乙醇有一定的将病毒与蛋白质分离的作用。在乙醇分级的开始，乙醇浓度相对低的时候，结构大的病毒倾向于在沉淀中沉积。而对于任何沉淀步骤，病毒在沉淀和上清的分布不是绝对的。

采用 Kistler/Nitschman 冷乙醇沉淀法生产白蛋白和免疫球蛋白的工艺中，三个不同步骤降低病毒的 log 值分别见表 11 和表 12。[注意：不能将多步生产步骤的 log 降低值（LRFs）加和,除非显示的作用机理各不相同,或其他数据证明加和是合理的]。

表 11　白蛋白生产过程中 3 个不同沉淀步骤对 4 种不同病毒的降低量(LRFs)

| 步骤 | 乙醇(%) | pH | LRFs | | | |
|---|---|---|---|---|---|---|
| | | | HIV | PRV | Sindbis | BEV |
| 步骤 A | 19 | 5.85 | 3.3 | 3.7 | 4.2 | 4.2 |
| 步骤 B | 40 | 5.85 | 4.4 | 5.7 | 5.4 | 3.6 |
| 步骤 C | 10 | 4.6 | 0.9 | 1.7 | 3.1 | 1.2 |

来源:Kempf[29]

表 12　静脉注射用免疫球蛋白生产过程中 4 个不同沉淀步骤对 5 种不同病毒的降低量(LRFs)

| 步骤 | 乙醇(%) | pH | LRFs | | | | |
|---|---|---|---|---|---|---|---|
| | | | HIV | PRV | Sindbis | SFV | BEV |
| 步骤 A | 19 | 5.85 | 4.0 | 3.6 | 3.2 | 3.6 | 3.4 |
| 步骤 B | 12 | 5.1 | 5.3 | 4.7 | 4.6 | 2.2 | 4.1 |
| 步骤 C | 25 | 7.0 | 4.0 | 4.7 | 2.9 | 3.8 | 3.8 |
| 步骤 D | | | 2.2 | 3.0 | 1.7 | – | 2.8 |

来源:Kempf[29]

　　由于任何沉淀步骤的结果均是蛋白质成分在液固相之间的分配,因此应记住不存在灭活作用,分级分离的结果导致病毒在液固相间的分配。换言之,如果确实从一种组分除去病毒,那么在另一组分中就会发现大量的病毒,这些组分可能用于生产或不能用于生产终产品。许多生产单位用离心法分离沉淀蛋白质,而另一些单位用过滤(压滤)的方法分离。为了防止滤器堵塞,应加入助滤剂。由于助滤剂(硅藻土或类似的产品)也能吸附病毒,因此常比仅用沉淀从上清中除去的病毒要多。这也能解释文献中发现的一些矛盾之处。一些作者得出结论 Cohn-Oncley 低温乙醇法不能明显的除去 HCV 的模拟病毒 BVDV(20),而另外一些作者发现在助滤剂存在的情况下,冷乙醇分级法中的几个步骤有相当可观的去病毒能力,表 13 显示的是一步去除病毒量。

　　当进行病毒灭活时,做到一大批量的蛋白质溶液中的每一滴处理的方式完全相同,通常要相对容易,如通过充分混合或将全部溶液从一个罐转移至另一个罐使蛋白质溶液混合均匀(见前面所述)。这一点对于沉淀很难做到;同一批待过滤的溶液,过滤开始和过滤最后那部分与滤器接触的紧密程度完全不同。虽然这些变化或许是可重复的,但是这可能很难证明。类似的,对于均一系统模拟实验容易进行,如理化灭活方法模拟可能如此。然而普遍使用的连续离心机进行的大规模离心的参数(虽然可以将离心量降到实验室规模),像离心路径的长度和停留时间不可能相同。过滤也不容易小规模模拟。在任何情况下,大规模或小规模生产,生产单位需要认真选择参数(如:蛋白质组成、酶活性),最终达到液固相分离程度相同。证明小规模生产的制品与常规生产规模生产的制品质量类似,与证明病毒去除量同等重要。

表 13　在硅藻土存在的情况下,过滤法从免疫球蛋白溶液中去除各种病毒量

| 病毒 | LRFs |
|---|---|
| Semlinki 森林病毒 | 3.4 |
| VSV | 2.5 |
| BVDV | 3.1 |
| 伪狂犬病毒 | 3.4 |
| Sindbis 病毒 | 4.1 |
| HIV | 5.4 |
| Coxsackie 病毒 | >6 |
| 牛细小病毒 | 3.4 |
| 牛肠病毒 | 4.1 |

摘自 Omar 和 Morgenthaler[32]

尽管沉淀作为除病毒的方法遇到许多问题,但是多年的实践已证明乙醇沉淀的价值。人们很少质疑某些血浆蛋白质制品的安全性,这其中沉淀分离起了主要作用,如静脉和肌肉注射用免疫球蛋白。尽管直到最近生产工艺仍未加进有效的病毒灭活步骤,但是很少有报导这类制品有病毒传染性问题。尽管如此,不推荐仅依靠病毒去除作用保证制品的安全性,因为生产条件小的变化都可能影响病毒去除,从而影响制品的安全性。例如,HCV 抗体筛查导致 HCV 的去除发生改变,其结果造成 IVIG 有传染性[21]。

### 4.2.2　层析

层析法已用于分离相近的相关分子:某些种类的层析法,如亲和层析,对一种分子有极好的专一性。因此用层析的方法将病毒从治疗制品中除去是合乎逻辑的想法。包膜和非包膜病毒均可用层析方法除去。通常离子交换层析除去 2-3log 病毒,特异性非常高的层析,如亲和层析能除去 5log 病毒。然而,因为病毒可能与蛋白质或树脂基质结合,一些因素会影响层析法成功除去病毒,这些因素包括柱的直径和长度、缓冲液的组成及流速、中间的洗涤步骤、制品的蛋白质组成以及层析树脂的使用时间,所有这些因素均需确定和控制。

层析法的 3 个连续分离白蛋白步骤降低了一定量的模拟病毒。一组研究结果显示 DEAE-Sepharode FF、CM-Sepharosc FF 和 Sephacryl S200 HR 层析过程中,HBsAg 降低量分别为 <0.3、0.3 和 1.5(22)LRFs;tIAV 降低量分别为 5.3、1.5 和 4.2LRFs[23]。另一组研究分析了同样的白蛋白生产工艺的前两步层析法去除脊髓灰质炎病毒和犬细小病毒能力。依次用两步层析,去除脊髓灰质炎- Ⅰ型和犬细小病毒总量分别为 5.3 和 1.8LRFs[24]。

最常用的第二种方法是亲和层析法,一般是将要提取的蛋白质的抗体连到基质上。制备的凝血因子Ⅷ单克隆抗体亲和层析柱大约除去 $4\log_{10}$ EMEC 和 Sindbis 病毒。在洗脱凝血因子Ⅷ之前,彻底冲洗层析柱,以有利于除去病毒(图6)。

由于病毒易黏附在树脂上,并且从树脂上完全清洗出去是非常重要的,因此在每次层析之间要清洁树脂和有关层析设备。基于成本考虑,一般不选择丢弃树脂的办法。许多树脂能耐受可灭活病毒的化学或物理处理。典型处理方法包括用 0.1 ~ 1 N NaOH 或 HCl 处理过夜,如次氯酸钠提供的氧化条件,及非常高的温度或高压灭菌处理。选择何种处理方法取决于所使用的柱子的基质。例如,用碱处理硅胶骨架会发生降解,用苛刻的化学处理亲和层析柱(和存

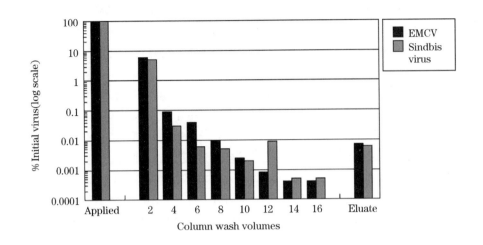

**图 6.    用 M 亲合层析的方法提纯凝血因子Ⅷ过程中模拟病毒降低量**

来源:Griffith[37]. EMCV 用 TNBP 和 TritonX-100;Sindbis 病毒未用 TNBP 和 TritonX-100,因用其他方式将会将其快速灭活。

在于提纯物质中的酶),可能使亲和柱上所固定的抗体发生降解。

由于色谱柱的清洁是生产过程中重要组成部分,必须和病毒去除/灭活步骤一样进行同等程度的验证。验证的目的是证明上一批对下一批没有造成交叉污染。如果有令人信服的证据表明柱子再生过程中,至少一种柱子再生溶液完全灭活了所有的相关病毒,则验证相对的简单,可以仅限于证明柱子中的填充物和所有的相关设备均浸在清洗液中即可。然而,在多数情况下某些种类病毒不能完全被灭活。在这些情况下,在清洁过程中要监测冲洗除去病毒的情况。如果必要,延长冲洗柱子的时间,直至冲洗液中检测不到病毒为止。最后,应证明柱中的树脂无传染性病毒,通常用下一轮的纯化证明清洁后的柱子树脂上无残留病毒。需要用新的和使用时间最长的树脂进行这些验证实验。

#### 4.2.3  纳米膜过滤

纳米膜过滤是一种特殊设计的用于除去病毒的技术,在这方面类似大多数的病毒灭活方法。概括地讲,纳米膜过滤是根据膜孔径大小截留病毒,所要的蛋白质通过滤器。然而,大的蛋白质(特别是那些易形成聚合体的蛋白质)和小病毒同等大小或比小病毒大,因此纳米膜过滤不适用于所有的制品。膜的孔径比病毒的有效直径小才能有效地除去病毒。膜孔径超过病毒直径的滤器,但如果病毒形成聚合体(例如抗原/抗体复合物或脂质复合物)仍能除去一定量的病毒。事实上,纳米膜过滤是一个复杂过程。除了根据筛孔大小截留病毒作用外,滤器表面的吸附作用很大程度上受溶液本身的状况影响,但是这种吸附有除去病毒作用。应采用几种病毒对特殊应用的膜过滤方法潜在的去除病毒能力认真进行小规模验证。

通常有不同大小的(表面积)纳米膜滤器供应,很容易选到规模化生产用的和验证试验用的滤器。每次应用时,必须认真监测纳米膜过滤运行情况。滤前、滤后都要进行滤器完整性测试,每个滤器生产单位提供测试方法,该方法是为这种特殊应用研究的。如果滤后滤器的完整性测试不合格,需要重新进行过滤。至今,只允许滤器使用一次。

纳米膜过滤是一种温和的除病毒方法,但是蛋白质所承受的压力可能损伤其完整性和功能。在验证期间应进行适当的测试,避免出现这种可能性,记住几种滤器可以串联使用。

15～35 nm 孔径的膜从 IgG 和 IgM 溶液中除去 6～7log_{10} 鼠嗜异性逆转录病毒、SV40 和伪狂犬病毒[25]。Troccoli 和他的合作者发现:用一组滤器,先通过 75 nm 予过滤器,接着通过两个 35 nm 除病毒滤器,能完全除去加入静脉注射用免疫球蛋白(IVIG)溶液中的大于 35 nm 病毒,用予过滤器的目的是为了增加小孔径滤器的过滤量。即使是像 EMC、HAV 和 PPV 这样小病毒也能明显除去(LRFs 分别为 4.3、>4.7、2.6)。由于交叉反应抗体的中和作用,某些小病毒(BPV、Sindbis、SV40)不能用于评价纳米膜过滤去除病毒的能力[26]。加入病毒的高纯度凝血因子 IX 和凝血因子 XI 浓制剂,再经单次终端纳米膜过滤后能除去 HIV、BVDV、PPRV、RT3 和 SV40,LRFs 为 >5.7－>7.8[27]。许多其他研究也证明用模拟溶液或在血浆蛋白质存在的情况下,用适当的膜可以有效地除去病毒。所有研究几乎一致报导,纳米膜过滤的蛋白质回收率非常好。用培养系统或用浓缩的方法获得高滴度验证用的模拟病毒,这种做法可能人为地造成病毒的聚合,此问题需要注意。

## 4.3 蛋白质问题

正如其他的生产工艺一样,必须论证病毒灭活/去除工艺能保障生产的成品蛋白质结构和功能的一致性和完整性。常用的几种中间品和成品的分析方法,包括蛋白质总量、一种或多种目的蛋白质生物学功能及蛋白质聚合体/裂解物的测定。此外,对相应的生产工艺生产的成品也进行蛋白质测定。例如每批成品进行 IVIG 制品的抗补体活性测定、凝血酶原复合物的激活凝血因子活性测定,而对于凝血酶原复合物浓制剂潜在的血栓生成测定,通常在研发阶段用体内法测定。

### 4.3.1 蛋白质结构的测定

基于所使用方法取得的经验,以下所描述的实验室及动物研究可用于研发阶段产品的定性检测。

电泳是一种快速、易行的评价蛋白质结构完整性的方法。特别是聚丙烯酰胺凝胶电泳(SDS-PAGE)十分有助于分析蛋白质的组成、聚合及裂解。但是这种方法几乎完全是根据分子量大小分离蛋白质,虽然蛋白质的形状和糖基化会影响其迁移。在非还原的条件下,含二硫键的蛋白质链通常连在一起,例如在非还原的条件下,免疫球蛋白以分子量约 160 kD 的单个分子进行迁移,而在还原的条件下,二硫键打开,产生了两条分子量约 50 kD(重链)和 25 kD(轻链)的带。很容易检测蛋白质一级结构中的裂解(图 7)。SDS-PAGE 通常不能反映高级结构的改变或氨基酸的共价修饰。

毛细管电泳近来成为 PAGE 的附加方法,虽然该法自动化程度高,可用于大数量样品的分析,但是它与 PAGE 相比,提供不了更多的数据,而且还需要精密复杂的仪器。

体积排阻层析(SEC)是根据蛋白质的整体大小和形状来分离蛋白质的。体积排阻高压液相色谱(SE-HPLC)具有快速分析、蛋白质分辨率高的优点,而且与常规的凝胶渗透层析相比有更高的重现性。通常很容易检测和定量分析血浆蛋白质的裂解物和(或)聚合体,也可以检测蛋白质分子形状的明显的修饰,但无法检测更精细的变化。而且对化学修饰的氨基酸不敏感。IVIG 的 SE-HPLC 分析见图 8。

等电聚焦(IEF)是根据蛋白质的等电点分离蛋白质。分离通常是在固相支持介质(例如聚丙烯酰胺)存在的条件下进行的,适用于此法的蛋白质既可是天然的也可是变性的。由于

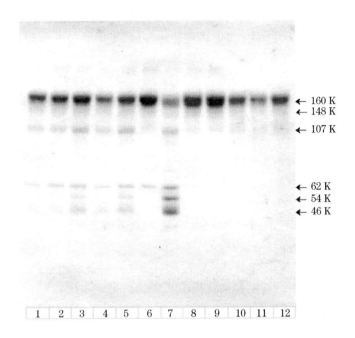

**图 7  肌注、静注免疫球蛋白制品 SDS-PAGE 图谱**

＊1 至 7 点样孔分析的样品显示 IgG 片段数量的变化,8 至 12 点样孔的样品则显示如果有裂解,其量也是极少。

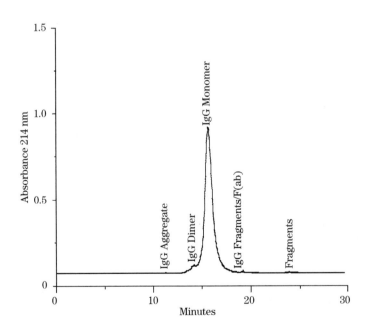

**图 8  HP-SEC 显示预计的 IVIG 制品分子种类分布。该制品主要含 IgG 单体、**

**少量二聚体和痕迹量的裂解物和聚合物**

来源:R. Torpe, NIBSC 提供

氨基酸共价修饰通常会使其电荷改变,而由此会改变其等电点,从而影响蛋白质在 IEF 胶的位置。根据样品纯度的不同,可能会使 IEF 图谱非常复杂,但等电聚焦和 PAGE 方法的结合是一种非常好的手段,可以检测出蛋白质结构和性质上的差异。

抗原/活性比率:生产工艺论证期间,同时测定蛋白质功能活性和用免疫学方法测定其抗原性有助于工艺论证。在分离时对蛋白质功能活性测试是十分必要的。在分离过程中和病毒灭活前后,如果活性与抗原的比率保持恒定就表明蛋白质结构没有受到影响,而比率的降低则表明结构受到损害。

新免疫原性可被视为蛋白质更高级结构特殊变化的结果,它不会损害蛋白质功能,但在受体内会导致免疫反应。现今应用的病毒灭活和去除方法生产的制品在人体内一般都不会刺激抗体反应,然而值得注意的是:有两份文件记载事例(一是巴氏灭活的制品,另一是 S/D 和巴氏双重病毒灭活的制品)出现了意料之外的免疫原性而使制品从市场上收回[28,29,30]。

临床前检测新免疫原性是非常困难的,因而研发了几个动物模型。一种方法是用被检制品免疫一组实验动物(例如兔子),用未经病毒灭活的制品或证明不会产生新免疫原性的类似制品免疫另一组实验动物。所得的抗血清用交叉实验进行相互比较:如果新制品的抗体完全被老制品吸收,则表明测试的制品极可能不含新抗原。然而这些实验是在异种动物中进行,所以不能保证人免疫系统和实验动物免疫系统识别相同的抗原表位。

由于用动物模型不能充分预知人体的反应,因而一般不要求用公认的病毒灭活和去除技术生产的制品进行动物新免疫原性的研究。但如果生产工艺与已公认的方法有很大不同,例如在 S/D 法或加热灭活法中采用的温度比通常的更高、使用了不同的灭活方法的组合;或使用了新的病毒灭活和去除方法,那么在制品进行临床试验前要采用一种已有模型来进行动物新免疫原性的研究。

证明制品无新免疫原性的最好证据是对一定数量的病例逐个进行认真的临床研究。在制品注册前,行之有效的典型做法是对反复注射制品的个体进行体内血液循环后的回收率和半衰期的测定。最好通过长时间的监测全面评估制品免疫原性,因此在制品注册后应有代表性地监测制品临床应用情况。有证据表明免疫原性监测对血友病人格外重要,并且已有有关此项临床研究的建议[31]。如果临床上病人未增加相关抗体或未发生其他免疫副反应(与早期研究预期的情况相比),那么就可以有理由认为新开发的制品无免疫原性。

对于已建立的工艺、制品和方法,以下内容通常不适用,但对新病毒灭活和去除工艺是有价值的:

氨基酸分析揭示蛋白质整体的定量组成,这有助于检测易忽视的变化,例如氨基酸的共价修饰。

氨基酸末端分析可以识别蛋白质共价结构的变化,因为蛋白质链裂解可以产生新的末端序列,新的末端序列能通过与天然序列(如果是已知的)的排列对比或与灭活前后样品的比较而识别、定位。

蛋白酶裂解的方法可以预估蛋白质的完整性,这是由于变性或构型改变的蛋白质通常含有能被特异序列蛋白酶识别的新位点。通过对病毒灭活和去除前后蛋白酶裂解而产生的片段比较,可以揭示灭活过程中蛋白质发生的细微变化。可用一些已介绍的方法例如 SDS-PAGE 和 SEC 法分析裂解片段[32]。

血循环残留物可视为在体内蛋白酶作用下蛋白质量的变化,其测定较难、耗时且昂贵。它包括:将蛋白质静脉注射入适合的动物体内(如大鼠或兔子),并与其相同蛋白质(可用天然状态下的蛋白质,即血浆中的蛋白质)参比品进行半衰期的比较。血循环中异体蛋白清除动力学对蛋白质结构中细小变化是非常敏感的。作为该方法实用性的一个例证是用标准工艺生产的人血白蛋白的循环半衰期未发生改变,而化学修饰的白蛋白的循环半衰期则缩短一半[33]。进行的类似实验结果证明,经病毒灭活(S/D 法)前后的免疫球蛋白和凝血因子的循环半衰期没有差异[34]。

其他一些能表明整体形状变化的方法包括沉降系数、扩散系数、黏度、圆二色谱(CD)、光旋转弥散度(ORD)。这些方法大多操作困难、耗时长、结果不易解释,只能与不易建立标准品的相同蛋白质进行比较,因而这些方法的应用都非常有限。

### 4.3.2　成品特性

一些药典、国家规程和 WHO 规程提供了许多关于血液制品的质量标准,包括血液、血液组分和血浆衍生物的采集、制备及质量控制(TRS N0.840,1994,Annex2)。表9 中列出了通常考虑的血浆衍生物成品的一些共同检测项目。每批半成品或成品的检测方法及质量标准应符合国家当局的规定。

**表9　成品一般检测项目**

| 白蛋白 | |
| --- | --- |
| ·蛋白质组成(白蛋白含量)<br>·分子大小分布(多聚体,聚合物) | |
| 普通和特异免疫球蛋白 | |
| 肌肉注射<br>·蛋白质组成(IgG 含量)<br>·分子大小分布(聚合物,双体,单体,裂解物)<br>·选择抗原的抗体效价测定 | 静脉注射<br>·蛋白质组成(IgG 含量)<br>·分子大小分布(聚合物,双体,单体,裂解物)<br>·抗补体活性<br>·选择抗原的抗体效价测定 |
| 凝血因子浓制剂 | |
| 抗血友病因子(AHF)<br>·因子Ⅷ促凝血活性<br>·WF 活性(若需要) | 凝血酶原复合物(PCC)/因子Ⅸ<br>·因子Ⅸ凝血活性<br>·因子Ⅱ,Ⅶ,Ⅹ凝血活性<br>·激活的凝血因子的测定 |
| 所有成品共有的检测 | |
| ·总蛋白<br>·水分和溶解度(冻干制品)<br>·pH | |

### 4.3.3　稳定性评估

稳定性研究的目的是为了证明产品在生产商声明的有效期内保持稳定、安全、有效。按预定的时间间隔选择一系列相关参数对产品进行检测,包括效价的测定,以表示蛋白质是完整的。这些参数的上下限都应预先确定。

真正的稳定性试验只能用实际时间(real time)来测定。由于大多数血浆蛋白产品有效期为2至3年,所以在注册时实际的稳定性考核没有完成。实际时间稳定性研究需要在恶劣环境条件下进行。如果特殊产品的储存条件是特定的,例如在2~8℃温度范围内,测定时至少应选择规定温度及比规定温度高一些的温度。

在获得长期(real time)稳定性研究结果以前,为了得到产品稳定性的指标,可以用加速稳定性试验进行推导[35,36]。即将产品放置在比正常储存和运输条件更恶劣的条件下,如更高的温度,通过用比长期稳定性研究相对短的时间来评估其稳定性。该数据可以用来预测在规定储存条件下的稳定性;然而由于加速试验并不总是与实时(real time)稳定性研究所得的结果相关联,因而实时稳定性研究还是必需的。在加速稳定性试验中需要考虑的另一些主要因素包括湿度、光、机械挤压(震动)及这些因素的综合影响。加速试验中一些临界值的指标在长期稳定性研究时要特别注意。

加速试验和长期稳定性试验都要选择时间点,以便识别与初始值不同的瞬间和永久偏差。任一项指标一旦超越了规定的限度,就要重新考虑储存条件。

## 4.4　临床试验安全性评估

历来临床试验是为了评估有效性、病毒安全性和免疫原性。已获批准上市的产品试验设计在欧洲和美国得到了充分的讨论,总体上趋向简化临床试验设计,减少所要求的病例的数量。病毒的安全性评估主要是通过回顾献血员的筛查、检测方法和工艺验证来进行。在欧洲,评估人体内病毒安全性的趋势是在产品上市后(上市后监控),而不是在上市前。这种做法是考虑到由于当前产品已显示出的安全性、近来病毒污染量的降低、经充分验证的病毒去除和灭活方法的广泛应用以及少量临床试验的相对不敏感性。由于个别国家的特殊环境和产品的不同医疗用途,制定指南十分困难。在注册前,所有产品都要经过最少5~10名、多数情况下25名或更多的志愿者的安全性评估。如果产品由新工艺生产,则要通过更多病例数进行评估。

## 4.5　生产设备运行

应进行一系列检测以确保病毒灭活和去除工艺在生产过程中得到正确实施,而且避免了交叉污染。以下病毒灭活实例不作为规程,仅作为考虑的一般要点。这些不是唯一接受的病毒灭活方法,只是给从事这项工作的生产商提供示范。

### 4.5.1　整体方案设计

当计划实行一个新病毒灭活和去除方法时,为了使设备满足工艺要求,事先应按以下标准进行:

● 在病毒降低步骤中批量的设计及将来可能放大的生产规模;

● 病毒灭活工序本身及下步工序(例如稳定剂和化学试剂的去除)所要求的设施面积;

● 尽可能创造"安全区域",在此安排的连续的生产工序应有清楚、合理的流向,以避免交叉污染。应考虑在病毒灭活过程中及完成后不同的流向(人员、产品、设备、废物);

● 清洁/卫生工序是否在位进行。

#### 4.5.2　设备规程

由于病毒灭活对产品安全性非常重要,在这过程中所使用的设备规程也就尤为关键。以下举例说明:

生产过程/原液病毒灭活(如 SD、低 pH、巴氏消毒)

● 孵育容器最好应完全封闭,通常是带有夹层或加热盘管、可控温的容器。孵育容器有清洁光滑的内表面、平齐接口阀、配有合适的混合装置、卫生的加入试剂和取出样品端口(如控制 pH 和渗透压)、相关的过程监测(例如温度)探针。

● 不应有不符合规程要求的温度或不能充分混合均匀的"盲点"。

● 对加热灭活方法,温度监测仪应提供灭活过程中连续的、准确的、持久的温度记录。

终端病毒灭活(如成品瓶中的巴氏或干热灭活)

● 加热设备(如水浴、高压蒸汽灭菌器、真空柜)应使所加热批量制品受热温度一致。作为设备认证一部分,应验证加热设备温度分布均一性。

● 温度监测仪应能提供加热过程中连续的、准确的、持久的温度记录。

#### 4.5.3　前-确认和验证

用于病毒灭活和去除的设备安装好后,在常规生产前通常要进行如下步骤:

● 安装确认(IQ)证明病毒灭活和去除的设备符合预先设定的技术指标和生产区安装的相关 GMP 规范。这包括确认所要求的供应系统(如电压、冷却/加热液、蒸汽)是充足、合适的。

● 运行确认(OQ)是在无制品情况下通过实验证明病毒灭活和去除设备功能参数在规定的限度内,且符合生产环境 GMP 要求。

● 性能确认(PQ)是在有制品时,常规正常生产条件下证明病毒灭活和去除设备运行情况能达到预先设定的运行要求。

● 生产验证表明使用新安装的设备生产的中间品/成品每批次均能符合规程要求。

#### 4.5.4　生产程序设计和布局

如果灭活前的物料有可能再污染后续步骤中的中间品或制品时,病毒灭活和去除的意义也就不存在了,因而生产商必须设计好操作工艺流程以减少交叉污染的可能性。通常在采纳包括生产、工程、QA 和微生物学多学科专家的建议后,设计出最终的工艺流程。

从设备布局的角度来看,最简单最好的解决办法是在特定的病毒灭活和去除工艺的过程中将制品从一室转移至另一室。这样就产生不同的安全区,当生产程序安排得有条理、合理时就可以避免交叉污染。最理想的做法是每一区有其专用的人员、仪器、入口、空气控制系统和其他的服务设施。如果实际生产中做不到,可以通过管理达到同样的效果。例如,如果上下工序操作人员相同,那么当人员进入另一个安全区时,必须更换外套、鞋和鞋套、手套等。当仪器移入另一个安全区时也必须净化,最好一个安全区的仪器不在另一个安全区中使用。众所周知,用目前的方法很难使连续离心器、柱层析介质和超滤膜去污染,因而对其应实行严格的隔离措施。

以下几点说明生产商是如何实施的:

生产过程/原液病毒灭活(如 SD、低 pH、巴氏消毒)

● 病毒灭活步骤通常分两个阶段进行。第一阶段在普通生产车间进行最初的 pH4 酸处理,第二阶段在隔离区域内的另一容器内进行孵放。

● 在病毒灭活的第一阶段,大多数病毒被灭活。例如 S/D 灭活方法,大多数病毒通常是在 4~6 小时处理的起始 30~60 分钟内被灭活。

● 在病毒灭活过程中如有细菌生长,需在灭活前将溶液进行除菌过滤(0.45 μm 或更小孔径的膜)。

● 定期取样检测以确保灭活的工艺条件在规定的限度内(如 pH、稳定剂浓度、病毒灭活剂浓度)。

● 灭活第一步完成后,样品无菌转移(无菌接口)至放置在安全区的第二个容器中,开始第二阶段的病毒灭活。理想情况下"安全区"有独立的空气控制系统和人员更衣设施,所有仪器试剂(包括缓冲剂)及消耗品在限定的途径进入。安全区内生产用水和试剂溶解用水是灭菌注射用水,或证明无传染因子。

● 病毒灭活后至除菌过滤前的所有操作(如 SD 或稳定剂的去除和进一步的纯化)均在安全区中进行。

● 安全区中所有与制品接触的仪器都要进行消毒处理,以确保灭活任何可能残留的病毒。在某些情况下,无菌分装区用于病毒灭活后的分装,另一分开的分装间用于纯化过程中尚未进行杀病毒处理,并且在终产品处理的分装。或者按以下方法进行:(1)在最终容器中进行的终端病毒灭活的制品在原液也要进行病毒初步灭活,或(2)用能灭活病毒的方法清洁分装线。

生产过程病毒的去除(如纳米膜过滤,特定的纯化步骤)

以上描述的有关生产隔离原理也适用于病毒去除步骤。

终端病毒灭活(如成品的巴氏消毒或干热灭活)

终端病毒灭活极大地降低了再污染的可能性。

● 设置在不同部位,包括已测得的温度最低和最高点,进行多点温度监测。

● 在加热过程中除设置于制品内探针用于监测制品内温度之外,还需单独设置温度控制探针。

● 达到设定的温度后维持的时间要达到病毒灭活所要求的最长时间。

● 加热全过程所有探针显示的温度要达到病毒灭活所要求的温度。

### 4.5.5 生产过程质控

由于成品检测无法保证病毒灭活和去除的完成,因而质量保证(QA)部门是生产过程的一个重要部门。QA 的职责是确保在生产中病毒灭活和去除方法的实施与病毒灭活验证时的条件相符。此外,QA 的职责还要确保能避免交叉污染的工艺流程得到严格的执行。如果与标准、规定的生产工艺或环境条件有任何偏差,QA 就应在有关委员会的帮助下对偏差进行调整,以决定成品是否能放行。一般 QA 有决定成品放或不放行的最终决定权。

应考虑以下几点:

● 和其他的生产步骤一样,病毒灭活和去除工艺应有获得批准的标准操作细则(SOPs)。

● SOPs 中应包含有病毒灭活和去除工艺的临界处理限值。

由于病毒灭活和去除工艺出现临界情况,QA 人员可以在该批产品病毒灭活和去除过程中即对记录进行审核,而不是仅在成品最终检测时才进行。

# 5　临床用血浆的病毒灭活

以往血浆一直用来治疗各种凝血功能异常、免疫缺陷以及提供营养。由于滥用新鲜冰冻血浆(FFP)导致冰冻血浆的使用量明显上升。在许多情况下,选择比新鲜冰冻血浆更安全、更经济的治疗更好。根据许多国家参加的有关新鲜冰冻血浆发展的会议推荐,新鲜冰冻血浆仅用于有限的几个适应证[37,38,39],包括需要大量输血的病人、多种凝血因子缺乏造成出血的病人、血小板减少性紫癜和低蛋白血症。此外,新鲜冰冻血浆还用于没有相应的浓制剂或纯化制剂治疗的先天性凝血因子缺乏和免疫缺乏病人。

质控当局已批准三种方法用来加强临床用血浆的病毒安全性,即血浆检疫或献血员的血浆复检、S/D处理血浆和亚甲基蓝处理血浆。每种方法将在下面介绍,近来对这些方法已作了评价[40]。所有临床用血浆的选择,包括继续使用经过挑选的新鲜冰冻血浆,都存在优缺点,当地医疗机构和质控当局应决定那一种观点更可取。具体实施方案应根据本指南第四章 E 部分描述的原则进行。

## 5.1　检疫或献血员复检血浆

减少窗口期传染的一种方法是把献血员所献的血浆放置一段时间,等到该献血员再次献血浆时,血浆再经检查合格后使用。这种方法对检查病毒是非常有用的,献血员第二次献血浆的再检查结果可以帮助确认在二次献血浆期间是否有病毒感染。检疫期的长短取决于对窗口期的估计,每种病毒具有不同的窗口期。为了减少 HIV、HBV 和 HCV 的感染,应放置足够的天数,保证在窗口期内95%的可信区间不发放该产品。放置时间一般为 3~4 个月,可防止窗口期的感染。对保存期较长的新鲜冰冻血浆(一般保存期为一年),实行检疫期是可行的。

虽然使用检疫的血浆传染 HIV、HBV 和 HCV 大大降低,但仍有感染发生。例如检疫的血浆传染 HCV[41],未经基因技术筛查的全血依旧匿藏 HIV 和其他关注的主要病毒[42],并且检疫期对未检测的病毒无作用。检疫期的优点是血浆本身没有发生变化,仍具有新鲜冰冻血浆的特性和适应证,并且检疫除需对献血员追踪外,不需精密设备;但另一方面,这种做法在某些情况下是非常困难的,特别是在新鲜冰冻血浆使用之前需对大量的献血员再检查。这里应特别关注无偿献血的献血员情况,由于许多献血员不经常献血,导致损失许多血浆单位。检疫期的实施需配套系统,可防止贴有"检疫血浆"或"献血员复检血浆"提前发放。虽然手工系统是可行的,但计算机系统更好更可靠。

## 5.2　SD 处理血浆

常规收集的原料血浆或新鲜冰冻血浆经混合,用浓度为 1.0% TNBP 和 1% TritonX-100 在 30℃孵育 4 小时灭活脂包膜病毒。经疏水层析去除病毒灭活所用的试剂至接近检测限以下[43]。以上试剂不是诱变剂,总体来说毒性较低。白细胞、细菌和寄生虫通过除菌过滤去除。成品是冰冻剂型,在有些国家是冻干剂型。下图显示该法灭活 HIV、HBV、HCV 和其他许多脂包膜病毒情况(见图 10 和 11)。为了降低非脂包膜病毒的危险,用 NAT 技术可有效降低混合血浆中病毒量,可以去除阳性混合血浆。血浆凝血因子活性没有变化,通过混合方法,使袋与袋之间的血浆质量一致。

在美国和欧洲的临床试验显示 SD 处理血浆能适用于新鲜冰冻血浆所有的适应证,能够完全代替新鲜冰冻血浆,包括代替凝血因子和血小板减少性紫癜(TTP)的治疗[44,45,46,47]。最近有报道称美国一家企业生产的 SD 处理血浆用于肝移植病人,引起几例病人死亡。虽然还没有找到与该产品的直接关系或是 SD-血浆中某些抗凝蛋白质含量的降低导致事故的发生尚未确定,但该美国企业生产的产品标签现已明确标示禁止在肝移植患者、严重肝病患者和凝血病患者中使用该制品。此外,对接受大量 SD 处理血浆的患者,应监测患者的凝血情况,是否有血栓形成、过度出血和弥散性血管内凝血(DIC)加剧的情况。

对其他的 SD 处理产品,参照 SD 处理血浆,相同的因素需定义和控制。此外,有些质控当局已规定每批混合血浆最大混合人份,最大允许范围为 100~2500 人份。

表 14　用 1%TNBP 和 1%TritonX-100,30℃孵育 4 小时处理血浆灭活病毒情况

| 病毒种类 | 灭活病毒(log10) | 灭活病毒时间(小时) |
|---|---|---|
| VSV | ≥7.5 | 0.25 |
| Sindbis 病毒 | ≥6.9 | 0.25 |
| 鸭乙型肝炎病毒 | ≥7.3 | 2.5 |
| BVDV | ≥6.1 | 0.25 |
| HIV | ≥7.2 | 0.25 |
| HBV | ≥6.0 | 4* |
| HCV | ≥5.0 | 4* |

* 仅测定一个时间点

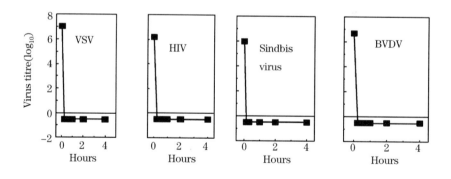

图 10　S/D 处理血浆病毒灭活速率
由 V.I. techechnologies Inc. 提供。

## 5.3　亚甲基蓝和可见光处理血浆

亚甲基蓝(MB)是一种光敏感剂,与光结合能灭活生物体系。在该反应中氧是不可缺少的。众所周知亚甲基蓝能灭活病毒[48],但其作用机理目前还不十分清楚。亚甲基蓝的光敏感作用破坏核酸,在某种情况下亚甲基蓝不能杀死病毒[49],而在另外情况下又有灭活病毒作用[50]。现在常用的处理单袋血浆的方法是用 luM 亚甲基蓝和白色荧光 45 000 lux(51)照射

1 小时,或用低压钠灯 200 焦耳/cm² 照射 20 分钟。照射后的血浆重新冰冻备以后使用。虽然使用特殊滤器也不能除去加入的亚甲基蓝,所以要研究去除亚甲基蓝的方法[52]。亚甲基蓝能有效灭活脂包膜模拟病毒和细胞外 HIV,但对非脂包膜病毒无效(见图 11)[53,54],对细胞内 HIV 和其他细胞内病毒无效。这些细胞必须用过滤或其他方法完全去除。最近的研究表明可以灭活细小病毒[55]。亚甲基蓝处理的血浆除纤维蛋白原和凝血因子Ⅷ活性降低外,其他凝血因子活性没有损失[56]。在控制临床研究中,亚甲基蓝处理血浆未发生副反应[57],也没有证据表明有新抗原产生[58]。该方法与 SD 处理血浆比较,其优点是受血者接受的是单个献血员的血浆,而不是上百份或上千份献血员的混合血浆。由于亚甲基蓝和它的反应产物为细菌的诱变剂(基因毒物),欧洲有些质控当局已要求提供这些物质在哺乳动物中可能存在的潜在诱变作用的资料,并且验证用过滤的方法能有效地从处理的单袋血浆中去除亚甲基蓝和它的反应产物。

**表 15　1 μM 亚甲基蓝和 1 小时白光照射处理血浆灭活病毒情况**

| 病毒种类 | 灭活(log10) | 灭活时间(分钟) |
| --- | --- | --- |
| VSV | 5.0 | 60 |
| SIV | ≥6.3 | |
| Seml iki forest virus | ≥7.0 | 10 |
| HSV | ≥5.5 | 60 |
| 西尼罗病毒 | ≥6.5 | |
| Sindbis 病毒 | ≥9.7 | |
| BVDV | ≥5.9 | 2 |
| HIV(细胞外) | ≥6.3 | 10～30 |
| HIV(细胞内) | 0 | |
| 鸭乙型肝炎病毒 | 3.9 | 60 |
| HAV | 0 | 60 |
| PPV | 0 | 60 |

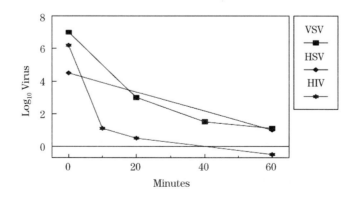

**图 11　亚甲基蓝处理血浆病毒灭活速率(H. Mohr,DRK Blutspendidienst,Sprine 提供)**

结果由 H Mohr, DRK Blutspenddienst, Springe 提供。

基于以上考虑,待处理血浆的体积、样品的几何形状、光强度和照射时间、残留细胞的作用、袋子的透明度、混合的效果、试剂的残留量和光产物可能影响病毒灭活效果和人用安全性,因此需对上述因素进行限定和控制。生产该法所用的特殊仪器的生产商能提供一些数据。

# 6 对几种新的病毒灭活方法的评价

几种新的病毒灭活方法正在研究中,内容涵盖了多种类的主要病毒,包括对现行的病毒灭活方法的改进,成本的降低以及在新鲜冰冻血浆中的应用。本节对几种新的病毒灭活方法进行评价,但是应该承认这些新的病毒灭活方法在许多情况下没有临床经验或经验非常有限。

## 6.1 补骨脂(psoralen)处理新鲜冰冻血浆

补骨脂 S-59 结合 UVA 照射用于新鲜冰冻血浆和血小板浓缩物的病毒灭活效果正在研究中。表 16 提供了已公布的病毒灭活资料。与用 S-59 处理血小板浓缩物比较,由于血浆中蛋白质含量较高,用 S-59 处理血浆,病毒灭活作用有些降低。I期临床研究选用 6 名正常健康志愿者,输注此种血浆 1 升,未发生副反应,血液化学或其他血液学测定结果无明显临床改变[59]。III期临床研究正在进行。在开放临床研究中选用 34 名先天性凝血因子缺乏病人(目前截止,n = 34),输注 S-59 处理血浆,与输注未处理血浆的资料比较,病人的凝血因子增加量相类似[60]。

基于以上考虑,待处理血浆的体积、样品的几何形状、光照强度和时间、残留细胞的作用、血浆袋透明度、混合效果、试剂残留量和它的光产物等因素可能影响病毒灭活效果和人用安全性,因此需对上述因素进行限定和控制。生产该法所用的特殊仪器的生产商能提供一些数据。

表 16　150 μM 补骨脂 S-59 结合 3 J/cm$^2$ UVA 处理血浆灭活病毒情况

| 病毒 | 灭活量(log10) |
| --- | --- |
| DHBV | 5.4 |
| HBV | ≥4.5 |
| HCV | ≥4.5 |
| BVDV | ≥6.7 |
| HIV | ≥5.9 |
| HIV(细胞内) | 6.4 |

## 6.2 UVC 光照射

UVC 光直接作用核酸,所以不管病毒是否有包膜,许多病毒均能被灭活。含单股核酸的病毒对 UVC 光更敏感,敏感性随基因的增大而增加[61]。病毒在缺少完整链时不可能修复损伤的核酸,而基因越大越容易被击中。在二十世纪 50 年代人们开始使用 UVC,但没有防止血浆传染肝炎,这很可能反映了当时的血浆中 HBV 有相对高的滴度以及 HBV 是具有双股核酸的病毒。根据这些情况,HAV 和细小病毒应该对 UVC 具有相对高的敏感性。根据以前的工作,研究人员发现有些因素影响 UVC 的效果。最重要的因素是不断流动形成均匀的薄膜。由于蛋白质溶液至少吸收部分 UVC 光能,因此为保证 UVC 光完全穿透,形成的均匀的薄膜对大多数蛋白质溶液是必要的,它能保证 UVC 光完全穿透。保持适当的薄膜是很困难的,以至用 UVC 光处理的凝血酶原复合物传染了 HIV[62]。此外,UVC 光还损坏蛋白质。例如用 UVC 光照射血浆中制备的白蛋白比用未经照射的血浆制备的白蛋白稳定性差[63,64]。

最常用的光源是在 254 nm 发射的。白蛋白质和 IVIG 溶液用 5000 焦耳/$m^2$ UVC 照射[64],该条件产生 IgG 聚合体量是在可接受的范围内。UVC 光能有效的灭活非脂包膜病毒和耐热、耐酸病毒(脊髓灰质炎病毒 II 型、T4 噬菌体、牛痘和 T4 噬菌体)。白蛋白的验证研究结果鼓舞人心[65]。Horowitz 等人的研究表明加上反应氧(ROS)熄灭器能加强 UVC 光对蛋白质溶液的病毒灭活特异性。该研究小组研究结果表明 UVC 光处理前在蛋白质溶液中加入植物提取的类黄酮芸香苷,完全不影响对几种病毒灭活的效果(见图 12),而且保护几种凝血因子不受 UVC-诱导的损伤[66]。在用 UVC 方法处理纤维蛋白质胶中的纤维蛋白质原、白蛋白和 IVIG 时观察到包括芸香苷在内的保护作用[67]。

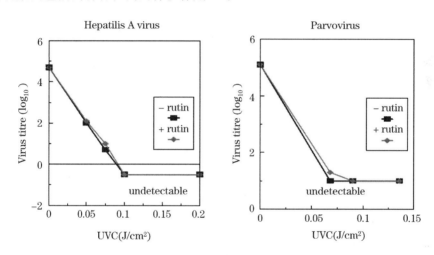

**图 12　用 UVC 光处理凝血因子Ⅷ灭活非脂包膜病毒(无或含 0.5 mM 芸香苷)**

来源:Chin et al. [81]。

根据以上的作用机理和实践经验,UVC 剂量、处理全程剂量的均一性、流速、待处理材料的光密度可能影响 UVC 光照射结果,所以需要加以限定和控制。

## 6.3　γ 照射

科学家对 γ 照射处理各种各样材料进行了广泛的研究,包括医院消毒、降低肉类或其他食物细菌和病毒污染以及污水污泥处理。在多数情况下用钴 60 照射。γ 照射有两种机理,第一种机理是直接断裂靶分子包括蛋白质和核酸的共价键。第二种机理是间接作用(如作用于水分子)产生自由基和其他活化的、辐射分解产物,这些激活物再作用于包括蛋白质和核酸在内的各种大分子。通过加入自由基净化剂,冻干除去水分和在低温下操作可以降低间接作用。最近报道在照射总剂量相同时,降低照射速度可以改进蛋白质吸收率和病毒灭活之间的平衡,以照射剂量为横坐标,病毒滴度为纵坐标作图,病毒灭活动力曲线呈典型的线性,表明很可能是病毒核酸直接吸收照射能量从而被灭活。

使用 γ 照射面临的十分重要的问题是,在灭活期望量病毒的同时保持蛋白质结构和功能的完整性。例如,Hiemstra 等人研究处理人血浆结果表明灭活 5 ~ 6 Logs HIV 需要 5 ~ 10 mRad,而要保证至少85％FⅧ回收率,要求照射剂量不超过1.5 mRad(图13)。无论处理条件是 –80℃ 还是 +15℃,AHF(抗血友病因子)浓制剂中的 FⅧ 均对 γ 照射非常敏感。而且无论是冻干 FⅧ 浓制剂还是冻干人凝血酶原复合物,在照射剂量为 0.5 ~ 1 mRad 时,高压分子排阻色谱法显示蛋白质已发生了变化。

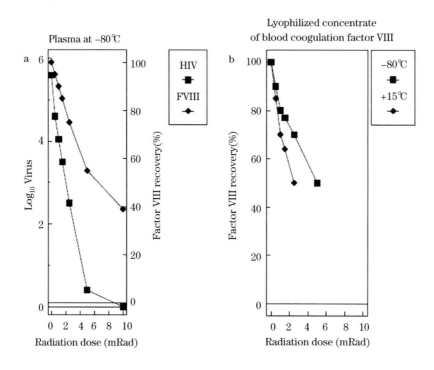

**图 13　血浆和凝血因子 FⅧγ 照射**

a　冰冻血浆 γ 照射处理对 HIV 灭活和 FⅧ 活性影响;b　冻干 FⅧ 浓制剂 γ 照射处理对 FⅧ 活性的影响。

来源:Hiemstra et al. [83]。

这些结果与 Kitchen[68]等人报道的结果相矛盾,Kitchen 报道用 4mRadγ 射线照射处理冰冻血浆 FⅧ 回收率为85％,FIX回收率为77％。该照射剂量可灭活4.3Logs HIV 和大于 4Logs 的其他病毒,包括脊髓灰质炎和麻疹病毒。因此,要解决这两个研究中存在的不同是不可能的。

最近 Miekka 等人报道[69]用 2 ~ 3 mRadγ 射线照射处理冻干产品可灭活 4 Logs 猪细小病毒,可保持93％纤维蛋白原的可溶性,67％FⅧ活性和80％以上 α-1 蛋白质酶抑制剂活性。在这些研究中剂量比率也许是重要的可变因素。此后,Drohan 等人报道了在抗氧化剂蛋白质保护剂存在下处理单克隆抗体产品可灭活≥4.8 Logs PPV。蛋白质保护剂存在可改进抗原结合活性3 ~ 4 倍。

基于以上对 γ 照射作用机理的考虑和试验发现,总剂量、剂量比率和剂量的均一性,待处理的蛋白质溶液组成、氧含量、温度和冻干产品的水分等因素可能影响 γ 照射结果,所以需要限定并进行控制。

## 6.4　碘

碘是很强的氧化剂,所以对微生物有很强的杀伤力。然而游离碘作用不强,只有结合到聚合物如聚乙烯吡咯烷酮[70]、交叉连接的淀粉[71]或葡聚糖层析基质时,碘灭活病毒作用才能更好地控制。结合形式的碘能逐渐释放到蛋白溶液中,病毒灭活需几小时。例如,淀粉连接的碘浓度为 1.05 mg/ml,可灭活大于 7 logs 模拟脂包膜和非脂包膜病毒,血浆中 70% 以上的凝血因子保持其活性。另一种操作方法是先使蛋白质溶液通过碘-葡聚糖凝胶柱,紧接着再通过 Sephadex 柱以便捕获去除游离碘。

基于以上碘病毒灭活机理考虑和试验结果,碘浓度、碘-葡聚糖使用时间、温度、接触和孵育时间、待处理的蛋白质溶液组成等因素可能影响病毒灭活效果,所以需要限定并进行控制。此外,还应谨慎评价碘共价结合到大分子。

## 6.5　巴氏消毒新鲜冰冻血浆

已有记述新鲜冰冻血浆经 60℃ 10 小时巴氏消毒,可以保存 80%~90% 的凝血因子活性[72]。通过透析去除加入的稳定剂,表 17 显示病毒灭活资料。按 4 ml/kg 给大鼠注射处理过的血浆,结果未见大鼠的血压和心率发生变化,按 25 ml/kg 给小鼠一次性注射处理过的血浆,结果未见毒性反应。临床研究尚未开始。另一种可选择的办法是以前报导提到的,不需要生产厂商,在低浓度稳定剂存在条件下,将单份献血员血浆 50℃ 热处理 3 小时,可以避免透析过程。该方法灭活病毒水平低,但可完全灭活 HIV( ≥6.6 logs)。

参照其他巴氏消毒产品,相同的因素需要限定范围并进行控制。此外,如果处理单个献血员血浆,应评估血浆体积和稳定剂之间的比例变化对病毒灭活效果的影响。

表 17　60℃ 10 小时巴氏消毒血浆灭活病毒情况 *

| 病毒 | 灭活量( log10) |
| --- | --- |
| HIV-1 | ≥5.0 |
| 牛痘病毒 | ≥4.3 |
| 伪狂犬病毒 | ≥4.1 |
| 副流感病毒 3 型 | ≥6.3 |
| Sindbis | ≥5.7 |
| Polio Sabin1 | ≥6.2 |
| 呼肠孤病毒 | 3.2 |

　* 稳定剂 1300 g/L 山梨醇 1514 g/L 蔗糖, 4 mM 葡萄糖酸钙, 15 mM 枸橼酸钠, 5 g/L L-赖氨酸 and 5 g/L L-精氨酸。

　来源: Hiestra H et al。[83]

## 7　总结

许多病毒灭活和去除的方法已常规应用,并且应充分认识到这些病毒灭活和去除的方法,对血浆产品和临床用血浆的病毒安全性做出了重要贡献。鼓励采纳这些或与之相当的方法。

对常规使用的病毒灭活和去除方法(大多数方法是基于十多年经验总结出来的),上述详细资料可以帮助确定可接受的标准。对于新产品和来自新建企业的产品,病毒灭活速率和病毒灭活去除的量应与产品安全记录相符。假定选择的病毒是相符的,那么要详细描述生产厂每一工序如何安置,包括员工的培训、设备的选择、每一步生产的监控和防止污染的措施。这些因素比多选择几种病毒和灭活条件改变的研究更重要。

选择何种病毒灭活方法主要考虑以下方面,如病毒的种类、产品的特性和生产过程的特点。所选择的方法既要保证病毒的安全性,又要保证不影响临床效果。为了保证产品更安全需采用一种以上的病毒灭活方法。如果病毒在血浆中的含量高于国家管理当局要求的指标,一种以上的病毒灭活和去除方法就显得特别重要。

在临床试验或常规临床使用前,国家管理当局经常强调的需要提供多少关于病毒和蛋白质资料的问题。目前还没有精确的答案。这需要考虑当地情况做出决定。例如,在美国临床试验开始时,FDA 通常规定了病毒的要求,证明能灭活和去除 HIV,HCV 模拟病毒如 BVDV 和非脂包膜病毒如细小病毒或 HAV。

该指导性文件拟阐述某些科学原则,这些科学原则作为评估血液制品安全性的共同基础,法规当局和生产商均应加以考虑。应该使用以下原则:

● 病毒灭活和去除是保证产品安全性的完整过程的一个部分;病毒灭活不能代替其他的安全措施如献血员的挑选、献血员血浆的筛查或现场 GMP 的实施。

● 所有提纯的血浆蛋白质制品应该包括 2 个独立的或互补的能清除脂包膜病毒的方法,其中至少一种方法是病毒灭活步骤。

● 现行非脂包膜病毒的病毒灭活和去除的方法不完善,所以鼓励企业开发新的灭活和去除非脂包膜病毒的方法。

● 除乙醇分离法结合巴氏消毒工艺制备的白蛋白外,其余所有的血液制品都需进行病毒清除的研究。新生产企业在生产中即使采用了其他企业已验证过的病毒灭活和去除的方法,或已在使用的方法,也需对该病毒灭活方法进行验证。

● 当验证病毒灭活和去除时,所用的病毒不能带入到生产设施中。

● 对特定的产品采用已建立的病毒灭活方法时,应参考用相同或相似的病毒灭活工艺生产的产品使用的安全记录资料,来评估病毒灭活动力学和灭活程度。

● 对特定的产品采用已建立的病毒去除方法时,应参考用相同或相似的病毒去除工艺生产的产品使用的安全记录资料,来评估病毒去除的程度。研究应包括病毒量的平衡,即计算加入的全部病毒量。

● 一个耐用的、有效的、可行的生产步骤能去除或灭活实际的病毒量,典型的应大于等于 4 logs。该步骤易模拟且模拟的工艺可信度高,对生产条件改变相对的不敏感。

● 不推荐成品进行病毒标志物检测作为常规批签发的一部分。这些试验结果在确定病毒安全性上起的作用非常有限。这些试验结果,包括血清学和核酸实验,经常产生误解和难以解释。

● 企业需要采用适宜的方法证明病毒灭活步骤对制品规定的特性无不良作用。

● 生产方面如设施布局、设备、生产流程、员工培训、标准操作程序等需要符合 cGMP,包括防止产品和中间品污染的措施。

● 国家质控当局应建立相应的规程。对出口到别国的产品,既应符合出口国管理当局批准的质量标准,又应符合进口国管理当局批准的质量标准。从某个国家撤回的血浆蛋白质制品在任何情况下都不能出口到另一国家。

# 8 缩写与定义

Blood components,AHF(Antihemophilic Factor),抗血友病因子,凝血因子Ⅷ,在典型的血友病人中缺乏。

血液成分,特指红细胞浓缩物,血小板浓缩物和血浆。

BEV(Bovine enterovirus),牛肠道病毒,非脂包膜、单链 RNA 病毒,是 HAV 模拟病毒。

BVDV(Bovine viral diarrhea virus),牛病毒性腹泻病毒,脂包膜、单链 RNA 病毒,是 HCV 模拟病毒。

GMPs(Good manufacturing practices),药品生产和质量管理规范。也称 GMPs 或 cGMP。

CMV(Cytomegalovirus),巨细胞病毒。脂包膜、双链 DNA 病毒。

Coxsacki virus,柯萨奇病毒。非脂包膜、单链 RNA 病毒。

CPV(Canine parvovirus),犬细小病毒。非脂包膜、单链 DNA 病毒。

Donor retested plasma,献血员复检血浆。减少窗口期传染的一种措施,新鲜冰冻血浆冻存指定的天数,直到该献血员再次献血,血浆复检结果为阴性后,冻存的血浆才发放使用。该血浆也叫检疫血浆。

Dry heat,干热。加热冻干蛋白质产品的过程,代表性温度为 80℃ 或更高。

EBV(Epstein Barr virus),非洲淋巴细胞瘤病毒。脂包膜、双链 DNA 病毒,典型的与细胞相关的病毒。

EMCV,脑心肌炎病毒。非脂包膜、单链 RNA 病毒。

Factor Ⅸ,凝血因子Ⅸ。乙型血友病人缺乏。

FactorⅧ,凝血因子Ⅷ。典型血友病(甲型血友病)人缺乏。又叫抗血友病因子。

FFP(Fresh frozen plasma),新鲜冰冻血浆。

Fluence,光照射的总量,用焦耳/cm$^2$ 表示。

Gamma-irradiation. Y 射线照射。病毒灭活或细菌消毒的一个步骤,Y 射线照射用在液体、冰冻和冻干产品。

GE(Genome equivalents),基因组当量。用 NAT 方法估算特殊的病毒核酸量。

HAV(Hepatitis A virus),甲型肝炎病毒,非脂包膜、单链 RNA 病毒。

HBsAg(Hepatitis B surface antigen),乙型肝炎表面抗原,HBV 外周抗原。

HBV(Hepatitis B virus),乙型肝炎病毒。脂包膜、双链 DNA 病毒。

HCV(Hepatitis C virus),丙型肝炎病毒。脂包膜、单链 RNA 病毒。

HDV(Hepatitis delta virus),丁型肝炎病毒。一种缺陷病毒,需与 HBV 病毒协同感染。

HETP(Height-equivalent theoretical plates),高通量理论踏板数。

High purity factor Ⅷ,高纯度凝血因子Ⅷ。凝血因子Ⅷ浓缩物,其比活性大于 100 IU/mg。

HIV(Human immunodeficiency virus),人类免疫缺陷病毒。脂包膜、单链 RNA 病毒。

HSV(Herpes simplex virus),单纯疱疹病毒。脂包膜、双链 DNA 病毒。典型的与细胞相关的病毒

HTLV 1 and 2(Human T cell lymphotropic virus,type 1 and 2),人 T 细胞淋巴病毒 1 型和 2 型,脂包膜病毒,单链 RNA 病毒。典型的与细胞相关的病毒。

$ID_{50}$,病毒或其他感染因子定量单位,表示感染了 50% 的受试者或组织培养基。通常用对数表示,因此 6 $\log_{10}ID_{50}$。代表一百万感染单位。

Immunogenic,致免疫的,引起抗体形成。不利条件可以改变蛋白质结构,产生致免疫性。

Inactine,一组化合物,以共价键与核酸结合,修饰核酸。确切的结构还不清楚

Intermediate purity factor Ⅷ,中等纯度凝血因子Ⅷ,凝血因子Ⅷ浓缩物,典型的比活性在 1 ~50 IU/mg 之间。

Limiting dilution,有限稀释,通过把阳性样品一直稀释到阳性丢失为止,来确定病毒滴度。

LRF(Log reduction factor),灭活或去除的病毒量用 10 的对数来表示。

UB-Plasma,亚甲基蓝处理血浆拟替代新鲜冰冻血浆。

Nanofilter,纳米膜,滤膜,最典型的有效孔径为 50 nm 或更小,用来去除蛋白质溶液中的病毒。

NAT(Nucleic acid testing),核酸试验,使用扩增技术如 PCR。

Pasteurization,巴斯德消毒法(巴氏消毒),典型做法是在 60℃ 加热蛋白质溶液的方法。

Polio virus,脊髓灰质炎病毒,非脂包膜病毒,单链 RNA 病毒。

PPRV(Porcinepseudorabies virus),猪伪狂犬病毒,脂包膜病毒,双链 DNA 病毒。

PPV(Porcine parvovirus),猪细小病毒,非脂包膜病毒,单链 DNA 病毒。

Prion,一种感染因子,可传播海绵状脑病。认为是一种蛋白质,不含核酸。

PRV(Pseudorabies virus),伪狂犬病毒,脂包膜病毒,双链 DNA 病毒。

Psoralen,补骨质素,一种 furocoumarin 环结构,当暴露在光中时与核酸交叉连接。

Quarantine plasma,检疫血浆,减少窗口期传染的一种措施,新鲜冰冻血浆冻存规定的天数,直到该献血员再次献血,血浆复检结果为阴性后,冻存的血浆才发放使用。该血浆也叫献血员复检血浆。

ROS(Reactive oxygen species),活性氧类如羟基团,单个氧。

RT3(Reovirus type 3),呼肠孤病毒 3 型,非脂包膜病毒,单链 DNA 病毒。

Rutin,芦丁,黄烷类,用作抗氧化剂,减少 ROS 的作用。

SD(Solvent/detergent treatment),有机溶剂/去污剂处理,典型的用有机溶剂如磷酸三丁酯和去污剂如 Tween 80 或 Triton X-100 处理蛋白质溶液的方法。

SD-Plasma,SD 处理血浆拟代替新鲜冰冻血浆。

Sindbis virus,Sindbis 病毒,脂包膜病毒,单链 RNA 病毒。

SLFV(Semliki forest virus),脂包膜病毒,单链 RNA 病毒。

Titer,用 log 10 表示的病毒量。6 logs 病毒相当于一百万感染因子。

Tri(n-butyl)phosphate,磷酸三丁酯,有机溶剂,常作为 SD 病毒灭活剂之一。

Triton X-100,非离子去污剂,常作为 SD 病毒灭活剂之一。

Tween 80,非离子去污剂,常作为 SD 病毒灭活剂之一。

UVC. Ultraviolet irradiation,紫外线照射,典型波长为 254 nm。

Vaccinia virus,牛痘病毒,脂包膜病毒,双链 DNA 病毒。

Vaporheated,蒸气加热,用蒸气加热冻干的蛋白质的方法。典型做法是采用 60℃ 或 80℃

温度。

Viral inactivation,病毒灭活,采用将病毒杀死的方法提高制品病毒安全性。

Viralremoval,病毒去除,采用把病毒从蛋白质溶液中去除或与目的蛋白质分离的方法提高制品病毒安全性。

VSV(Vesicularstomatitisvirus),水疱性口炎病毒,脂包膜病毒,单链 RNA 病毒。

West Nile virus,西尼罗病毒,脂包膜病毒,单链 RNA 病毒。

# 9　附件

### 用 TNBP 和 Tween-80 处理治疗用血浆蛋白制品灭活 HIV-1 研究实例
### —验证研究报告—

评价有机溶剂/去污剂灭活方法对加入到治疗用血浆蛋白质溶液中的人类免疫缺陷病毒 I 型(HIV-1)的灭活能力。在最恶劣的条件下如选择常规生产条件下设定的最低温度和只达到设定 TNBP 和 Tween—80 浓度的 85%,对 HIV-1 灭活的速率和程度进行评价。用 C8166 细胞按 50% 组织培养感染剂量($TCID_{50}$)终点法,计算样品的滴度,计算有机溶剂/去污剂方法减少的 log 值为 $\geqslant 6.00 + 0.31 \log_{10} TCID_{50}$.

A. 目的

病毒验证研究的目的是,提供有关有机溶剂/去污剂方法,灭活治疗用血浆蛋白(见下文"试验样品")中 HIV-1 的数据。

B. 试验设施

制备验证用病毒,缩小生产规模,进行病毒滴定,写出试验报告,原始资料存档。质量保证部门审核验证研究报告。

下列记录存档:制备验证用病毒记录,样品记录,细胞培养记录,培养基处理记录,病毒滴定记录,稀释记录,接种记录和细胞检查记录。

C. 选择病毒的标准

病毒去除和灭活验证应包括已知的或可能污染原料的相关病毒。本次验证的病毒为 HIV-1,对血液制品有潜在的污染。HIV-1 的特性见表 1。

表1　在病毒清除研究中使用的病毒

| 病毒 | 基因型 | 包膜 | 家族 | 大小(nm) | 对理化试剂的抗性 |
|---|---|---|---|---|---|
| HIV-1 | RNA | 是 | 逆转录 | 80 – 110 | 低 |

D. 仪器和设备

用于病毒验证的仪器和设备包括加样器,pH 计,水浴,生物安全柜,孵育器等。以上所有仪器和设备应在近 6 个月内校验合格。

E. 试验样品

应确定试验样品的制备,稳定性,纯度和浓度。试验样品应取自生产中病毒灭活前工序的样品,−70℃或更低温度冻存,加干冰运输到病毒验证单位。病毒验证单位一旦收到样品,应

在 -70℃或更低温度下保存样品。

F. 病毒制备

在试验设施内制备病毒。病毒滴度采用 3 次独立的 $TCID_{50}$ 分析方法进行确定,每次分析作 5 倍稀释,每个稀释度重复测定 8 次。计算 3 次独立的 $TCID_{50}$ 分析的平均值,该平均值作为病毒滴度。

G. 细胞毒性和病毒干扰

以前有报道,试验样品不管是否加入 SD 试剂,均对确定病毒感染性所使用的指示细胞有毒性,或干扰测定。现有的结果表明,通过用 RPMI-1640 + 10% FBS(培养基)对试验样品作 81 倍稀释($3^4$)可以克服细胞毒性问题。在此稀释度,试验样品不再对 HIV-1 的 $100TCID_{50}$ 的测定有干扰。

H. 原始记录

1. 试验开始时,试验样品在 37℃水浴融化约 1 小时,5000Xg 离心 10 分钟使样品澄清,去除沉淀。调 pH 至 7.2 和 $A_{280}$ 为 25.6。

2. 将制备的 HIV-1(1 ml)加入试验样品中(19 ml),1:20 稀释病毒,充分混合。把混合样品分成 2 份,1 份 15 ml(准备加 SD),另 1 份 5 ml(准备加水)。两份样品均放置在 21±1℃振摇水浴中。

另取制备的 HIV-1(50 μl)用 10% FBS 培养基将病毒稀释 1000 倍,作为阳性对照。试验期间保存于冰浴中。

3. 向 15 ml 混合样品中加入 667 μl 20% 的 Tween-80,混合后立即加入 40 μl TNBP。

向 5 ml 混合样品中加入 222 μl 注射用水。

以上两份样品再放置在 21±1℃振摇水浴中。

(备注:TNBP 和 Tween-80 的最终浓度分别为 0.255% 和 0.85%。在最恶劣的条件下有意识地选择常规生产条件下设定浓度的 85%。同样,生产中病毒灭活设定温度为 24±2℃,选择最低温度 21±1℃代表最恶劣的条件。)

4. 在 0、15、30、60、120 和 240 分钟时,从加入 SD 的样品管中各取出 0.5 ml,用含 10% FBS 培养基立即作 81 倍稀释。稀释后样品冰冻保存备用。

在 0 和 240 分钟时,从未加入 SD 的样品管中各取出 0.5 ml,立即用含 10% FBS 培养基作 81 倍稀释。稀释后样品冰冻保存备用。

I. 病毒感染性测定

1. 从样品开始试验时起计算 HIV 的感染,用 C8166 作为指示细胞,作 3 倍系列稀释,每一稀释重复 8 次,每孔加 50 μl。此外,为了增加分析的灵敏度,在 240 分钟时,加入 SD 的样品不作进一步稀释,直接进行"大体积"的分析,重复 800 次,每孔加 50 μl。起始稀释的剩余样品(约 10 ml)保存在 -70℃或更低温度下备用,直到分析结束。

2. 阳性对照必须浮动在确定的病毒滴度 ±1 log 范围内,本次验证试验结果成立。

3. 滴度计算

用 Karber 方法按下例公式计算 $TCID_{50}$:

$$LT = LT_{min} + (\log SDF)/2 + \log SDF \sum Pi$$

式中:LT = 试验样品体积的 log 滴度

$LT_{min}$ = 在全部培养中引起感染最小剂量的 log 滴度

SDF = 系列稀释因子(通常 3、5 或 10)

SPi = 在全部培养中,大于引起感染的所有稀释度的阳性结果比例的总和

4. 95% 可信区间(RF)的计算

下列公式计算 95% 可信限:

$$SE^2 = (\log SDF)^2 * \sum \{[P_i(1 - P_i)]/(N_i - 1)\}:$$

95% 可信限: $\pm 1.96 \; \bar{\chi} \; SE$

式中:SE = 标准误

SDF = 系列稀释因子(通常是 3,5 或 10)

$P_i$ = 稀释到 i 时,阳性结果的比例

$N_i$ = 稀释到 i 时,重复次数

S = 所有稀释的总和

5. 病毒降低量的计算

$$RF = \log_{10} \frac{\text{起始病毒的浓度(每单位体积)} \times \text{起始体积}}{\text{灭活后病毒浓度(每单位体积)} \times \text{该灭活病毒后的体积}}$$

例如:

$$RF = \log_{10} \frac{10^8 \; IU/ml \times 10 \; ml}{10^2 \; IU/ml \times 20 \; ml}$$

## J. 结果

对照应满足验证试验的要求。阳性对照在确定的制备病毒滴度 $\pm 1$ log 范围内,阴性对照在试验过程中不引起任何细胞病变。原始数据记录见表 2。

待测样品的 $TCID_{50}$ 滴度见表 3 和表 4。

表 2 原始数据

| 样品 | 阳性孔的编号/全部(每孔加 50 μl) | | | | | | | | | | | | | | | | | |
|---|---|---|---|---|---|---|---|---|---|---|---|---|---|---|---|---|---|---|
| 系列稀释引子($3^x$) | 0 | 1 | 2 | 3 | 4 | 5 | 6 | 7 | 8 | 9 | 10 | 11 | 12 | 13 | 14 | 15 | 16 | 17 |
| 阳性对照 | 8/8 | 8/8 | 8/8 | 8/8 | 8/8 | 8/8 | 8/8 | 7/8 | 1/8 | 1/8 | 0/8 | 0/8 | 0/8 | 0/8 | 0/8 | 0/8 | 0/8 | 0/8 |
| 阴性对照 | 0/8 | 0/8 | 0/8 | 0/8 | 0/8 | 0/8 | | | | | | | | | | | | |
| +SD T=0min | 8/8 | 8/8 | 8/8 | 8/8 | 8/8 | 3/8 | 1/8 | 0/8 | 0/8 | 0/8 | 0/8 | | | | | | | |
| +SD T=15min | 8/8 | 4/8 | 3/8 | 0/8 | 0/8 | 0/8 | 0/8 | 0/8 | 0/8 | 0/8 | | | | | | | | |
| +SD T=30min | 0/8 | 0/8 | 0/8 | 0/8 | 0/8 | 0/8 | 0/8 | 0/8 | | | | | | | | | | |
| +SD T=60min | 0/8 | 0/8 | 0/8 | 0/8 | 0/8 | 0/8 | 0/8 | 0/8 | | | | | | | | | | |
| +SD T=120min | 0/8 | 0/8 | 0/8 | 0/8 | 0/8 | 0/8 | 0/8 | 0/8 | 0/8 | | | | | | | | | |

| 样品 | 阳性孔的编号/全部（每孔加 50 μl) |
|---|---|
| + SD<br>T = 240min | 0/8　0/8　0/8　0/8　0/8　0/8　0/8　0/8　0/8 |
| + SD<br>T = 240min　0/800<br>（大体积） | |
| − SD<br>T = 0min | 8/8　8/8　8/8　7/8　5/8　2/8　0/8　0/8　0/8　0/8　0/8　0/8　0/8　0/8　0/8 |
| − SD<br>T = 240min | 8/8　8/8　8/8　8/8　7/8　3/8　3/8　1/8　0/8　0/8　0/8　0/8　0/8　0/8　0/8 |

试验样品 TCID$_{50}$滴度见下表：

表3　计算 TCID$_{50}$值

| 样品 | 滴度 ± 95% CI<br>（$\log_{10}$ TCID$_{50}$/ml) | 体积<br>（ml) | 体积校正<br>（滴定前稀释) | 病毒载量<br>（$\log_{10}$ TCID$_{50}$) |
|---|---|---|---|---|
| 对照病毒滴度 | 8.45 ± 0.24 | | | |
| 阳性对照 | 4.94 ± 0.20 | | 1000 | 7.94 ± 0.20 |
| 阴性对照 | 未检测出病毒 | | | |
| SD 处理 | | | | |
| + SD　T = 0 min | 3.69 ± 0.21 | 15.67 | 81 | 6.79 ± 0.21 |
| + SD　T = 15 min | 1.96 ± 0.25 | 15.67 | 81 | 5.06 ± 0.25 |
| + SD　T = 30 min | = 0.7 * | 15.67 | 81 | = 3.80 |
| + SD　T = 60 min | = 0.7 * | 15.67 | 81 | = 3.80 |
| + SD　T = 120 min | = 0.7 * | 15.67 | 81 | = 3.80 |
| + SD　T = 240 min | = 0.7 * | 15.67 | 81 | = 3.80 |
| + SD　T = 240 min<br>（大体积） | = − 1.12 * | 15.67 | 81 | = 1.98 |
| − SD　T = 0 min | 4.88 ± 0.31 | 15.67 | 81 | 7.98 ± 0.31 |
| − SD　T = 240 min | 5.24 ± 0.29 | 15.67 | 81 | 8.34 ± 0.29 |

+ SD 表示含 SD，− SD 不含 SD，TCID$_{50}$ 为 50% 组织培养感染的剂量。

* 未检测出病毒。理论滴度根据 Poisson 分布计算。

**表 4　降低因数(病毒清除)**

| 生产步骤 | 起始病毒载量<br>( $\log_{10}$ TCID$_{50}$ ) | 最终病毒载量<br>( $\log_{10}$ TCID$_{50}$ ) | $\log_{10}$ 降低量 |
|---|---|---|---|
| SD 处理(240min) | $7.98 \pm 0.31$ | $=1.98$ | $=6.00 \pm 0.31$ |

TCID$_{50}$ 为 50% 组织培养感染的剂量。

# 10　作者

The drafts of these guidelines were prepared by Dr B. Horowitz, Horowitz Consultants, FL, USA; Dr P. Minor, National Institute for Biological Standards and Control, Potters Bar, England and Dr J. J. Morgenthaler, Berne, Switzerland.

Additional contributions were made by: Dr T. Burnouf, HumanPlasma Products Services, France; Dr R. McIntosh, Scottish NationalBlood Transfusion Service, Protein Fractionation Centre, Edinburgh, Scotland; Dr A. Padilla, Blood Safety and Clinical Technology Department, World Health Organization, Geneva, Switzerland; Dr R. Thorpe, National Institute for Biological Standards and Control, Potters Bar, England and Dr W. G. van Aken, Professor of Medicine, The Netherlands.

# 11　致谢

Acknowledgements are due to the following experts for their comments, advice and information given at the WHO Consultation on Viral inactivation and removalprocedures intended to assure the viral safety of blood plasma products whichtook place at WHO, Geneva, 25-26 June 2001: Dr L. Daying, Division of Blood Products, National Institute for the Control ofPharmaceutical and Biological Products, Ministry of Public Health, Beijing, People's Republic of China; Dr M. Farshid, Division of Hematology, Center for Biologics Evaluation and Research, Bethesda, MA, USA; Dr C. Kempf, ZLB Bioplasma AG, Berne, Switzerland; Dr S. Khare, National Institute of Biologicals, New Delhi, India; Dr K. Komuro, Department of Blood Products, National Instituteof Infectious Diseases, Japan; Ms P. Matsoso, Registrar of Medicines, SouthAfrica; Dr N. H. Olyaei, Biological Department, Food and Drug ControlLaboratories, Ministry of Health and Medical Education, Islamic Republic of Iran; Professor V. P. Panov, Laboratory of State Control Evaluation of Blood Products and Blood Substitutes, Hematology Research Centre, Moscow, Russian Federation; DrF. Reigel, Division of Biologicals, Swiss Federal Office of Public Health, Berne, Switzerland; Dr H. Rezvan, Research and Development Center National Blood Transfusion Organization, Islamic Republic of Iran; Dr M. Rossi, dministración Nacional de Medicamentos, Alimentos y Tecnologia Médica, Instituto Nacional deMedicamentos, Servicio Inmunologia Aplicada Departamento Microbiologia e Inmunologia, Buenos Aires, Argentina; Mr D. Stubbings, Natal Bioproducts Institute, Pinetown, South Africa; Dr C. Viswanathan, National Plasma Fractionation Centre, KEM

Hospital, India and Dr J. Zarzur, Laboratorio de Hemoderivados, Planta de Hemoderivados Universidad Nacional de Cordoba, Argentina.

Gratitude is also due to the following individuals for their written comments:

M. P. Alvarez, Departamento Biológicos, centro estatal de control demedicamentos, Havana, Cuba; Dr A. Farrugia, Blood Products Unit, Therapeutic Goods Administration, Woden, ACT, Australia; Dr J. Finlayson, Center for Biologics Evaluation and Research, Bethesda, MA, USA and Dr C. Schärer, Section for Establishment and Process Controls, Blood and Blood Products, Swiss Federal Office of Public Health, Berne, Switzerland.

## 12  WHO 秘书处

Dr E. Griffiths, Acting Coordinator QSD, World Health Organization, Geneva, Switzerland and Dr A. Padilla, Scientist, QSD, WorldHealth Organization, Geneva, Switzerland.

## 13  参考文献

[1] Requirements for the collection, processing and quality control of blood, blood components and plasma derivatives (Requirements for Biological Substances No. 27, revised 1992). In: WHO Expert Committee on Biological Standardization. Forty-third report. Geneva, World Health Organization,1994, Annex 2 (WHO Technical Report Series, No. 840).

[2] International Conference on Harmonization. ICH Topic Q5A: Viral safety evaluation of biotechnology products derived from cell lines of human or animal origin, adopted 1997. (Equivalent to CPMP/ICH/295/95; available on the Internet at http://www. ifpma. org/ich5. html).

[3] CPMP/BWP/268/95 (revised): Note for guidance on viral validation studies:The design, contribution and interpretation of studies validating the inactivation and removal of viruses. Adopted 1996. London, Committee for Proprietary Medicinal Products (Available on the Internet at http://www. emea. eu. int/pdfs/human/bwp/026895en. pdf).

[4] CPMP/BWP/269/95 (rev. 3): Note for guidance on plasma derived medicinal products. Adopted 2001. London, Committee for Proprietary Medicinal Products (available on the Internet at http://www. emea. eu. int/pdfs/human/bwp/026995en. pdf).

[5] Nübling CM, Willkommen H, Löwer J. Hepatitis C transmission associated with intravenous immunoglobulins. Lancet, 1995, 345:1174.

[6] Lelie, PN et al. Sensitivity of HCV RNA and HIV RNA blood screening assays. Transfusion, 2002, 42:527 –536.

[7] Weustern Jos JAM et al. Mathematical modeling of the risk of HBV, HCV and HIV transmission by window phase donations not detected by NAT. Transfusion, 2002, 42:537 –548.

[8] Schreiber GB et al. The risk of transfusion-transmitted viral infections. New England Journal of Medicine, 1996, 334:1685 –1690.

［9］ Kleinman SH et al. Declining incidence rates and risks of transfusiontransmitted viral infections in US blood donors. Vox Sang, 2002, 83（Suppl 2）:106（Abs）.［Note: numbers cited in table were updated at oral presentation at International Society of Blood Transfusion Congress, 2002, Vancouver.］

［10］ WHO Guidelines on Transmissible Spongiform Encephalopathies in relation to Biological and Pharmaceutical Products, Geneva, Switzerland. February 2003. Available on the Internet at: http://www. who. int/biologicals.

［11］ Pattison CB et al. An outbreak of type B hepatitis associated with transfusion of plasma protein fraction. American Journal of Epidemiology, 1976, 103:399 – 407.

［12］ Horowitz B et al. Inactivation of viruses in labile blood derivatives. II. Physical methods. Transfusion, 1985, 25:523 – 527.

［13］ Brackmann HH, Egli H. Acute hepatitis B infection after treatment with heatinactivated factor Ⅷ concentrate. Lancet, 1988, ii:967.

［14］ Hilfenhavs J et al. Inactivation of the AIDS-causing retrovirus and other human viruses in antihemophilic plasma protein preparations by pasteurization. Vox Sang, 1986, 50:208 – 211.

［15］ Colombo M et al. Transmission of non-A, non-B hepatitis by heat-treated factor Ⅷ concentrate. Lancet, 1985, ii:1 – 4.

［16］ Colvin BT et al. Effect of dry heating of coagulation factor concentrates at 80℃ for 72 hours on transmission of non-A, non-B hepatitis. Lancet, 1988, ii:814 – 816.

［17］ Arrighi S et al. In vitro and in animal model studies on a double virusinactivated factor Ⅷ concentrate. Transfusion, 1995, 74:868 – 873.

［18］ Knevelman A et al. Development and small-scale production of a severely heated factor Ⅷ concentrate. Vox Sang, 1994, 66:89 – 95.

［19］ Winkelman L et al. Severe heat treatment of lyophilised coagulation factors. Current Studies in Hematology and Blood Transfusion, 1989, 56:55 – 69.

［20］ Hart HF et al. Effect of terminal (dry) heat treatment on non-enveloped viruses in coagulation factor concentrates. Vox Sang, 1994, 67:345 – 350.

［21］ De Filippi F et al. Transmission of hepatitis G virus in patients with angioedema treated with steam-heated plasma concentrates of C1 inhibitor. Transfusion, 1998, 38:307 – 311.

［22］ Mannucci PM et al. Antibody to hepatitis C virus after a vapor heated factor Ⅷ concentrate -Lack of evidence-Rebuttal. Thrombosis and Haemostasis, 1991, 66:621 – 622.

［23］ Mannucci PM et al. Low risk of viral infection after administration of vaporheated factor Ⅷ concentrate. Transfusion, 1992, 32:134 – 138.

［24］ Barrett N et al. Inactivation of hepatitis A virus in plasma products by vapor heating. Transfusion, 1997, 37:215 – 220.

［25］ Dorner F, Barrett N. Viral inactivation and partitioning in the manufacture of coagulation factor concentrates. H mostaseologie, 1996, 16:282 – 285.

［26］ Horowitz B. Investigations into the application of tri(n-butyl)phosphate/detergent mixtures to blood derivatives. Current Studies in Hematology and Blood Transfusion, 1989, 56:83 – 96.

[27] Horowitz B et al. Viral safety of solvent-detergent treated blood products. Developments in Biological Standardization, 1993, 81:147 – 161.

[28] Omar A et al. Virus inactivation by pepsin treatment at pH 4 of IgG solutions: factors affecting the rate of virus inactivation. Transfusion, 1996,36:866 – 872.

[29] Kempf C. The safety of Albumin SRK in terms of virus transmission, Haemo April 1997. Published by the Central Laboratory, Blood Transfusion Service,Wankdorfstrasse No. 3000 Bern 22.

[30] Kempf C. The safety of Sandoglobulin in terms of virus transmission. Haemo April 1996. Published by the Central Laboratory, Blood Transfusion Service, Wankdorfestrasse No, 3014 Bern in collaboration with Sandoz Pharma. , Ltd, Bastle.

[31] Scheiblauer H et al. Prevalence of hepatitis C virus in plasma pools and the effectiveness of cold ethanol fractionation. Clinical Therapeutics, 1996,18(Suppl B):59 – 70.

[32] Omar & Margenthaler, method for the removal of viruses from protein solutions. US Patent 5,696,236. December 9, 1997. See http://patf. uspto. gov.

[33] Yei S, Yu MW, Tankersley DL. Partitioning of hepatitis C virus during Cohn-Oncley fractionation of plasma. Transfusion, 1992, 32:824 – 828.

[34] Adcock WL et al. Chromatographic removal and heat inactivation of hepatitis B virus during the manufacture of human albumin. Biotechnology and Applied Biochemistry, 1998, 28: 169 – 178.

[35] Adcock WL et al. Chromatographic removal and heat inactivation of hepatitis A virus during the manufacture of human albumin. Biotechnology and Applied Biochemistry, 1998, 28: 85 – 94.

[36] Cameron R et al. The removal of model viruses, poliovirus type 1 and canine parvovirus, during the purification of human albumin using ion-exchange chromatographic procedures; Biologicals, 1990, 25:391 – 401.

[37] Griffith MJ. In: Roberts HH (ed.) Biotechnology and the promise of pure factor VIII. Brussels, Baxter Healthcare Publications, 1989.

[38] O'Grady J et al. Virus removal studies using nanofiltration membranes. Developments in Biological Standardization, 1996, 88:319 – 326.

[39] Troccoli NM et al. Removal of viruses from human intravenous immune globulin by 35 nm nanofiltration. Biologicals, 1998, 26:321 – 329.

[40] Burnouf-Radosevich M et al. Nanofiltration, a new specific virus elimination method applied to high-purity factor IX and factor XI concentrates. Vox Sang, 1994, 67:132 – 138.

[41] Rosendaal FR et al. A sudden increase in factor VIII inhibitor development in multitransfused hemophilia patients in the Netherlands. Blood, 1993,81:2180 – 2186.

[42] Peerlinck K et al. A higher than expected incidence of factor VIII inhibitors in multitransfused haemophilia A patients treated with an intermediate purity pasteurized factor VIII concentrate

[see comments]. Thrombosis and Haemostasis, 1993, 69:115 – 118.

[43] Peerlinck K et al. Factor Ⅷ inhibitors in previously treated haemophilia A patients with a double virus-inactivated plasma derived factor Ⅷ concentrate. Thrombosis and Haemostasis, 1997, 77:80 – 86.

[44] White GC et al. Utilization of previously treated patients (PTPs), noninfected patients (NIPs), and previously untreated patients (PUPs) in the evaluation of new factor Ⅷ and factor Ⅸ concentrates. Thrombosis and Haemostasis, 1999, 81:462.

[45] Tissot J-D et al. No evidence for protein modifications in fresh frozen plasma after photochemical treatment: an analysis by high-resolution, twodimensional electrophoresis. British Journal of Haematology, 1994, 86:143 – 146.

[46] Anhorn C et al. Catabolic half-lives and antigenic relationships of native, altered and commercially prepared human albumins in rabbits. Vox Sang, 1982, 42:233 – 242.

[47] Baumgartner C et al. Normal in vivo kinetics of factor Ⅷ and factor Ⅸ treated with Tri (n-butyl) phosphate (TNBP) and Tween 80 for Inactivation of viruses. Thrombosis and Haemostasis, 1987, 58:350. Abstract.

[48] Requirements for the collection, processing and quality control of blood, blood components and plasma derivatives (Requirements for Biological Substances No. 27, revised 1992). In: WHO Expert Committee on Biological Standardization. Forty-third report. Geneva, World Health Organization, 1994, Annex 2 (WHO Technical Report Series, No. 840).

[49] Kirkwood TBL. Predicting the stability of biological standards and products. Biometrics, 1977, 33:736 – 742.

[50] Kirkwood TBL. Design and analysis of accelerated degradation tests for the stability of biological standards. Principles of design. Journal of Biological Standardization, 1984, 12: 215 – 224.

[51] Cohen H. Avoiding the misuse of fresh frozen plasma. British Medical Journal, 1993, 307: 395 – 396.

[52] Lundberg GD. Practice parameters for the use of fresh frozen plasma, cryoprecipitate and platelets. Journal of the American Medical Association, 1994, 271:777 – 781.

[53] World Health Organization. Blood transfusion safety: The clinical use of blood. 2001.

[54] Council of Europe Expert Committee in blood transfusion study group on pathogen inactivation of labile blood components. Pathogen inactivation of labile blood products. Transfusion Medicine, 2001, 11:149 – 175.

[55] Humpe A et al. 8 cases of hepatitis C virus transmission through quarantine fresh-frozen plasma, donor retested after 26 weeks. Transfusion, 1999, 39 (Suppl):66S (abstract).

[56] Stramer SL, Caglioti S, Strong DM. NAT of the United States and Canadian blood supply. Transfusion, 2000, 40:1165 – 1168.

[57] Horowitz B et al. Solvent/detergent-treated plasma: A virus inactivated substitute for fresh frozen plasma. Blood, 1992, 79:826 – 831.

[58] Inbal A et al. Evaluation of solvent/detergent treated plasma in the management of patients

with hereditary and acquired coagulation disorders. Blood Coagulation and Fibrinolysis, 1993, 4:599 – 604.

[59] Horowitz MS, Pehta JC. SD Plasma in TTP and coagulation factor deficiencies for which no concentrates are available. Vox Sang, 1998,74(Suppl 1):231 – 235.

[60] Williamson LM et al. A randomized trial of solvent/detergent-treated and standard fresh-frozen plasma in the coagulopathy of liver disease and liver transplantation. Transfusion, 1999, 39:1227 – 1234.

[61] Lerner RG et al. Evaluation of solvent/detergent-treated plasma in patients with a prolonged prothrombin time. Vox Sang, 2000, 79:161 – 167.

[62] Wallis C, Melnick JL. Photodynamic inactivation of animal viruses:a review. Photochemistry and Photobiology, 1965, 4:159 – 170.

[63] Specht K. The role of DNA damage in PM2 viral inactivation by methylene blue photosensitization. Photochemistry and Photobiology, 1994, 59:506 – 514.

[64] Abe H, Wagner SJ. Analysis of viral DNA, protein and envelope damage after methylene blue, phthalocyanine derivative or merocyanine 540 photosensitization. Photochemistry and Photobiology, 1995, 61:402 – 409.

[65] Lambrecht B et al. Photoinactivation of viruses in human fresh plasma by phenothiazine dyes in combination with visible light. Vox Sang, 1991,60:207 – 213.

[66] Cardigan R et al. Effect of freeze-thawing, leucocyte depletion, methylene blue treatment and removal on the quality of FFP. Vox Sang, 2002, 83(Suppl 2):190 (abstract).

[67] Wagner SJ et al. Differential sensitivities of viruses in red cells suspensions to methylene blue photosensitization. Transfusion, 1994, 34:521 – 526.

[68] Mohr H, Lambrecht B, Selz A. Photodynamic virus inactivation of blood components. Immunological Investigations, 1995, 24:73 – 85.

[69] Knuever-Hopf J, Vogt I, Mohr H. The influence of photodynamic treatment on the genome and the infectivity of parvovirus B19. Transfusion Clin Biol,2001, 8(Suppl 1):141.

[70] Zeiler T et al. The effect of methylene blue phototreatment on plasma proteins and in vitro coagulation capability of single-donor fresh-frozen plasma. Transfusion, 1994, 34:685 – 689.

[71] Wieding JU, Neumeyer H. Initial experiences with methylene blue virus inactivated fresh frozen plasma: results of a clinical and in vitro study [in German]. Infusionstherapie und Transfusionsmedizin, 1992, 19:84 – 90.

[72] Mohr H et al. No evidence for neoantigens in human plasma after photochemical virus inactivation. Annals of haematology, 1992, 65:224 – 228.

[73] Wages D et al. Virally inactivated fresh frozen plasma transfusion in normal volunteers. Vox Sang, 1998, 74(Suppl 1):1290 (abstract).

[74] deAlercon P et al. An open label trial of fresh frozen plasma treated by the Helinx single-unit photochemical pathogen inactivation system in patients with congenital coagulation factor deficiencies. Blood, 2000, 96:61a(abstract).

〔75〕 Rauth AM. The physical state of viral nucleic acid and the sensitivity of viruses to ultraviolet light. Biophys J, 1965, 5:257 –273.

〔76〕 Kleim JP. Acute HIV-I infection in patients with hemophilia B treated with beta-propiolactone-UV-inactivated clotting factor. Thrombosis and Haemostasis, 1990, 64:336 –337.

〔77〕 Finlayson JS, Suchinsky RT, Dayton AL. Effects of long-term storage on human serum albumin. I. Chromatographic and ultracentrifugal aspects. Journal of Clinical Investigation, 1960, 39:1837 –1840.

〔78〕 Finlayson J. Effects of long-term storage on human serum albumin. II. Follow-up of chromatographically and ultracentrifugally detectable changes. Journal of Clinical Investigation, 1965, 44:1561 –1565.

〔79〕 Hart H, Reid K, Hart W. Inactivation of viruses during ultraviolet light treatment of human intravenous immunoglobulin and albumin. Vox Sang, 1993, 64:82 –88.

〔80〕 Rudge J et al. Validation of a continuous flow device for UV-C virus inactivation process at production scale. Thrombosis and Haemostasis, (Suppl) August 1999; 700 (abstract).

〔81〕 Chin S et al. Virucidal UVC treatment of plasma and factor VIII concentrate:protection of proteins by antioxidants. Blood, 1995, 86:4331 –4336.

〔82〕 Chin S et al. Virucidal treatment of blood protein products with UVC. Photochem Photobiol, 1997, 65:432 –435.

〔83〕 Hiestra H et al. Inactivation of human immunodeficiency virus by gamma radiation and its effect on plasma and coagulation factors. Transfusion, 1991, 31:32 –39.

〔84〕 Kitchen AD et al. Effect of gamma irradiation on the human immunodeficiency virus and human coagulation proteins. Vox Sang, 1989,56:223 –229.

〔85〕 Miekka SI et al. New methods for inactivation of lipid-enveloped and nonenveloped viruses. Haemophilia, 1998, 4:402 –408.

〔86〕 Highsmith FA et al. Viral inactivation of vesicular stomatitis virus in normal human serum by cross-linked polyvinylpyrrolidone. Journal of Infectious Diseases, 1993, 167:1027 –1033.

〔87〕 Highsmith FA et al. Inactivation of lipid-enveloped and non-lipid-enveloped model viruses in normal human plasma by crosslinked starch-iodine. Transfusion, 1994, 34:322 –327.

〔88〕 Burnouf-Radosevich M, Burnouf T, Huart JJ. A pasteurized therapeutic plasma. Infusionstherapie, 1992, 19:91 –94.

〔89〕 Goubran HA, Burnouf T, Radosevich M. Virucidal heat-treatment of single plasma units: a potential approach for developing countries. Haemophilia, 2000, 6:597 –604.

王箐舟、程雅琴、沈　琦、侯继锋　译
侯继锋、沈　琦　校

— 87 —

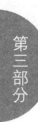

# 第三部分 WHO 关于分级分离用人血浆的生产、质量控制及管理建议

## 1 引言

人血浆是重要医疗产品的原料,该类产品通过大规模的多步"分级分离"加工步骤制成。对该类产品而言,具有合适的质量和安全性显得十分重要。

正是因为认识到血液、血液成分和血液制品供应安全的重要性,2005 年第 58 届世界卫生大会(世界卫生大会 58.13 号决议[1])阐述了对"用合适的管理体系全面实施组织严密、全国协调和可持续血液供应方案"的支持,并强调了"来自于低风险人群的自愿无偿献血者"的重要性。来自于低风险人群的自愿无偿献血者提供血液、血液成分和血液制品应该成为世界各国家的目标。

1992 年世界卫生组织出版了对血液、血液成分和血液制品的采集、加工和质量控制的要求[2]。此后又经过多次发展,要求在全球水平进行技术和法规更新。最近发表的 WHO 关于病毒灭活和去除程序指南[3]提出通过必要的措施消除或减少在血浆加工成血液制品过程中血源传播病毒的风险。

该建议的主要的目是为血液制品生产用原料血浆的生产、质量控制和管理提供指导。这些指导信息对于世界范围内所有发达国家和发展中国家生产安全血液制品是必需的。

通过将经验与信息的整合,本文件将作为指南,指导血站通过合适的程序进行起始血浆材料的生产和质量控制,并有利于从国家层面提供安全血液制品。它的目的是协助国家管理当局,为评估国产或进口的分级分离血浆的质量和安全性而建立必要的监督,因此有助于在世界范围内提高人血浆制品的质量和安全性。血液制品企业和血站代表在与国家管理当局讨论分级分离用血浆的质量标准时,可以使用这些指导方针。

本指导文件只针对用于血液制品生产的人血浆。用于临床的血浆并未做讨论,也未考虑其他物种来源的血浆。

## 2 国际生物参考品

血液制品和相关物质的世界卫生组织生物参考品的完整列表可从网站 http://www.who.int/bloodproducts/ref_materials/中下载。

血液制品的生物学活性必须通过与相关国际标准品进行比较来测定。活性通常以国际单位(IU)表示,但在有些情况下可以用 SI 单位来表示。

# 3 术语

以下定义适用于本建议中所使用的术语。在其他文件中,它们可能有不同的含义。

**单采**:将血液从献血者体内抽出,通过物理的方法将血液分离成各种组分,再将其中一种或多种成分重新输回献血者的体内的过程。

**采血**:在尽可能减少采集的血液受微生物污染的情况下,采集单份血液于含有抗凝剂和(或)稳定溶液中的过程。

**血液成分**:血液组分,如红细胞、白细胞、血小板或血浆,在一定条件下制备成可以直接用于治疗,或经过进一步加工用于治疗。

**血站**:负责人血液或血液成分采集和检测的任何组织和团体,无论其预期目的如何,都是负责用于输注的血液或血液成分的加工、贮存和分发。

**献血者**:捐献血液或分级分离用血浆的人员。

**Ⅷ因子**:血液凝血因子Ⅷ,A 型血友病患者缺乏的凝血因子,也称为抗血友病因子。

**Ⅸ因子**:血液凝血因子Ⅸ,B 型血友病患者缺乏的凝血因子。

**首次检测的献血者**:在血站首次检测其血液或血浆中传染性疾病标志物的人员。

**分级分离**:血浆通过大规模加工,被分离成单个蛋白质组分,进一步纯化成医用产品(可有不同名称,如血浆衍生品、分级分离血浆产品或血浆衍生药品)。"分级分离"术语是用来描述一连串的加工过程,包括血浆蛋白分离步骤(典型的沉淀法和(或)层析法)、纯化步骤(典型的离子交换或亲和层析法)和一步或多步灭活或去除经血液传播病毒(大多数特定的病毒和可能的朊病毒)的步骤。

**血液制品企业**:进行血浆分级分离,生产血液制品的公司或机构。

**基因组当量(GE)**:使用核酸检测技术测定的特定病毒核酸的量。

**药品生产质量管理规范(GMP)**:质量保证的一部分,用来确保稳定生产和质量控制,使产品达到符合预期使用目的质量标准和上市许可或产品规程的要求。涉及生产和质量控制两方面。

**甲型肝炎病毒(HAV)**:非包膜的单链 RNA 病毒,甲型肝炎的病原体。

**乙肝表面抗原(HBsAg)**:位于乙肝病毒表面的抗原。

**乙型肝炎病毒(HBV)**:含有包膜的双链 DNA 病毒,乙型肝炎的病原体。

**丙型肝炎病毒(HCV)**:含有包膜的单链 RNA 病毒,丙型肝炎的病原体。

**戊型肝炎病毒(HEV)**:非包膜的单链 RNA 病毒,戊型肝炎的病原体。

**庚型肝炎病毒(HGV 或 GBV-C)**:含有包膜的单链 RNA 病毒,庚型肝炎的病原体。

**人类免疫缺陷病毒(HIV)**:含有包膜的单链 RNA 病毒,获得性免疫缺陷综合征的病原体(AIDS)。

**感染发生率**:确定人群中,特定时间内新获得感染的比例。

**检疫期**:为了鉴定和剔除可能存在的"窗口期"捐献血浆,用于分级分离的血浆所存放的时间。

**静脉注射免疫球蛋白**:也称为免疫球蛋白,静脉注射用。

**追溯**:通过回顾发现有高危献血员捐献的血浆,在加工前剔除所必须执行的程序。

**制造**：物料（包括分级分离血浆的采集）和产品的购买、生产、质量控制、放行、贮存、分发和血液制品质量保证等所有操作。

**核酸检测（NAT）**：通过扩增技术如聚合酶链反应检测病毒基因组的方法。

**国家管理当局**：世界卫生组织针对国家医药监管机构的术语，国家管理当局负责药品法规的颁布和强制实施。

**血浆**：单采程序中通过连续过滤或离心抗凝血液，去除细胞成分后，收集在含有抗凝剂容器中的剩余液体部分。

**单采血浆术**：将全血从献血者体内抽出，分离出血浆后将剩余组分（至少包括红细胞）重新输回献血者体内的程序。

**血浆产品**：通过人血浆分级分离加工而获得的药品（附录1）。也称为血浆衍生产品，分级分离血浆产品或血浆衍生药品。

**分级分离用血浆**：用于血浆产品生产的回收血浆或原料血浆。

**血浆主文件**：提供所有关于血液制品企业用的起始血浆，和（或）生产商用于生产亚中间或中间血浆组分、药品中的辅料和活性成分（药品成分的一部分）特性的相关详细信息的资料文件。

**患病率**：固定的人群中，在指定的时间点或时间段内包括过去和现在确定的感染比例。

**朊病毒**：与传染性海绵状脑病有关的感染病毒颗粒，通常被认为只由蛋白质组成，不包含核酸。

**生产**：涉及所有与血浆来源药品制备相关的操作。包括从血液或血浆的采集，经过加工和包装到最后成品的完成。

**回收血浆**：从全血中回收的并用于分级分离的血浆。

**重复检测的献血者**：以前在血站做过血液或血浆中传染性病毒标志物检测的人员。

**替代性献血者**：应特殊病人、病人家庭成员的要求，原则上因专门用于某个特殊病人治疗而捐献血液的人员。

**SD-血浆**：用于替代新鲜冷冻血浆，经溶剂/去污剂处理的混合血浆（FFP）。

**严重不良事件**：任何与血液和血液成分采集、检测、加工、贮存和分发有关的意外事件，并有可能导致病人死亡或危及生命，失去劳动能力或致残，导致住院或延长住院时间或加重病情。

**严重不良反应**：与献血者免疫相关的不良反应，造成致命的、危及生命的、失去能力的、致残的、导致住院或延长住院时间或加重病情。

**原料血浆**：通过单采术获得的血浆，并用于血浆产品进一步分离生产。

**可追溯性**：从献血者到每份血液或血液组分的最终去向进行追溯的能力。无论是受血者，还是一批或多批产品或产品的处理都可以追溯。可追溯性用来同时描述正向追溯（从捐献到处理）和反向追溯（从处理到捐献）。

**TT病毒（TTV）**：非包膜的单链DNA病毒，引起输血后病因不明肝炎的病原体。

**病毒的灭活**：通过设计杀死病毒，提高病毒安全性的工艺过程。

**病毒去除**：通过从目标蛋白中去除或分离病毒，从而提高病毒安全性的加工过程。

**西尼罗病毒（WNV）**：含有包膜的单链RNA病毒，西尼罗热病的病原体。

# 4 一般概述

## 4.1 人血液和血浆来源产品的范畴

人血是某类药品的生产原材料。从单份血液或血浆加工获得的血液制品通常称为成分血,主要包括临床输血用的浓缩红细胞、浓缩血小板、浓缩白细胞及血浆。少于 10 人份的小混合,主要用于浓缩血小板的生产,可由血站制备。有些国家生产小混合的血浆冷沉淀。这些成分血的安全性主要依赖于献血者选择和血液筛选的标准。

其他的血液制品是通过大量混合血浆(上万份)的工业化加工而获得的。这些产品包括未进行分离的用于输血的病毒灭活混合血浆,以及纯化后的血浆产品,也被称为血浆衍生品,主要通过分级分离,结合蛋白纯化,病毒灭活和去除而获得。

表 1 列举了人血和血浆产品种类,说明原材料和所涉及的制造方法的多样性,以及为保证质量和安全性所需管理的复杂性,尤其是传染风险的控制。

血浆来源的产品在世界范围内都被认为是药品,产品的上市许可应是所有成员国国家管理当局的责任,涉及产品生产所使用的加工工艺、质量保证体系以及产品的有效性应得到官方批准。国家管理当局有责任强制执行法规,评价产品的质量和安全性,对生产现场进行定期评估和检查。

评价血浆产品上市许可另一个重要部分是,用于分级分离的原料血浆的生产和控制,这也是本指南的焦点。

## 4.2 人血浆的组成

人血浆是一个复杂的生物材料,由数百种生物化学分子组成,其中一些生化分子特性目前还不是十分清楚。其中包括白蛋白、各种类型的免疫球蛋白、凝血因子、抗凝剂、蛋白酶抑制剂和生长因子。表 2 列举了血浆的复杂组分。

不同蛋白组分的浓度变化从高的 40 g/L(白蛋白)到低的几个 ng/ml(一些凝血因子)不等。血浆蛋白分子量的变化从几百万道尔顿(血管性血友病因子多聚体复合物)到几万道尔顿(如白蛋白)。

用于分级分离的人血浆,是制造各种用于治疗危及生命的损伤和疾病的药品起始材料。附录 1 列举了临床应用明确的产品。

#### 表1 单人份或多人份混合制备的血液/血浆产品的种类

| |
|---|
| 单人份血液成分 |
| ● 全血 |
| ● 红细胞浓制剂 |
| ● 血小板浓制剂（用单采血浆术获得） |
| ● 白细胞浓制剂 |
| ● 输血用血浆 |
| ● 冷沉淀 |
| ● 冷冻混合血浆 |
| 小型混合血液成分 |
| ● 血小板浓制剂（通过全血获得） |
| ● 冷沉淀 |
| 大混合未经分离的病毒灭活血浆制品 |
| ● 经溶剂(去污剂)处理用于输血的血浆 |
| 大混合血浆经分离纯化获得的产品 |
| ● 见附录1的产品列表 |

#### 表2 选择的人血浆蛋白

| 主要蛋白 | 道尔顿 | mg/L |
|---|---|---|
| ● 白蛋白 | 68000 | 40000 |
| ● 免疫球蛋白 | 150000 | 12500 |
| 蛋白酶抑制剂 | | |
| ● α-2-巨球蛋白 | 815000 | 2600 |
| ● α-1-抗胰蛋白酶 | 52000 | 1500 |
| ● C1 酯酶抑制剂 | 104000 | 170 |
| ● 抗凝血酶 | 58000 | 100 |
| ● 肝素辅因子Ⅱ | 65000 | 100 |
| ● α-2 抗纤溶酶 | 69000 | 70 |
| 蛋白酶 | | |
| ● 血管性血友病因子裂解酶 | 190 | 1 |
| 纤维水解蛋白 | | |
| ● 纤溶酶原 | 92000 | 200 |
| ● 富含组氨酸糖蛋白 | 75000 | 100 |
| 凝血因子和抗凝蛋白 | | |
| ● 纤维蛋白原 | 340000 | 3000 |
| ● 纤维结合蛋白 | 250000 | 300 |
| ● 凝血酶原 | 72000 | 150 |
| ● ⅩⅢ因子 | 320000 | 30 |
| ● 蛋白S | 69000 | 29 |

续表

| 主要蛋白 | 道尔顿 | mg/litre |
|---|---|---|
| ● 血管性血友病因子 | 220000 | 10 |
| ● Ⅱ因子 | 72000 | 150 |
| ● Ⅹ因子 | 59000 | 10 |
| ● Ⅴ因子 | 286000 | 7 |
| ● Ⅺ因子 | 80000 | 5 |
| ● Ⅸ因子 | 57000 | 5 |
| ● Ⅻ因子 | 76000 | 40 |
| ● 蛋白 C | 57000 | 4 |
| ● Ⅶ因子 | 50000 | 0.5 |
| ● Ⅷ因子 | 330000 | 0.3 |
| 细胞激酶 | | |
| ● 白细胞介素-2 | 15000 | Traces |
| ● 粒细胞集落刺激因子(G-CSF) | 20000 | < 30 pg/ml |
| ● 促红细胞生成素 | 34000 | 0.3 μg/litre |

## 4.3　血液和血浆中的病原体

人血液中可能存在着多种传染因子,但并非所有的血源性病原体都可以通过输血浆或血液制品传播。有些病原体只与血细胞相关,或至少对血浆和血浆产品制造过程中的冻融工序部分敏感。另外和其他注射制剂一样,血浆产品制造过程中的多重灭菌过滤工序的有机结合可以将直径大于 0.2 μm 的微生物除去。表 3 列举了与血源性传播病原体相关的主要风险和目前来自细胞成分、血浆和分级分离血浆产品感染风险的证据。

表 3 中所列的部分病毒具有高致病性(如 HIV、HCV 和 HBV),其他一些病毒的致病性仅限于特定接受人群(如巨细胞病毒和 B19 病毒),少数几种病毒目前被认为不具有致病性(如 HGV 和 TTV)。

从历史上来看,临床使用单一献血员的成分血和混合血浆产品(血液制品)与血源性传播病毒(HBV、HCV、HIV、HAV 和 B19)的传播有一定的关系。血液制品制造过程中加入验证过的病毒灭活和去除工艺已几乎完全消除了 HIV、HBV 和 HCV 的感染风险,也能避免一些新兴传染性病原体,如西尼罗病毒的传播。

同残留的血细胞一样,与血液细胞成分输血相关的细菌和寄生虫感染的病原体,在血液制品的加工和无菌过滤过程中被有效清除。

表3　通过人血液传播传染性病原体的证据[a]

| 传染性病原体 | 细胞血液组分 | 血浆 | 血浆制品 |
|---|:---:|:---:|:---:|
| 病毒 | | | |
| HIV Ⅰ 和Ⅱ | + | + | + |
| HBV | + | + | + |
| HCV | + | + | + |
| 丁型肝炎病毒 | + | + | + |
| HAV | + | + | + |
| HEV | + | + | + |
| HGV | + | + | + |
| 输血性传播病毒 | + | + | + |
| 细小病毒 B19 | + | + | + |
| 人类嗜 T 淋巴细胞病毒 | + | − | − |
| 巨细胞病毒 | + | − | − |
| 爱泼斯坦 – 巴尔病毒 | + | − | − |
| 西尼罗病毒 | + | ? | − |
| 登革病毒 | + | ? | − |
| 人疱疹病毒 8 型 | ? | − | − |
| 恒河猴泡沫病毒 | ?[b] | − | − |
| 严重急性呼吸综合征病毒 | ?[c] | − | − |
| 细菌 | | | |
| 螺旋菌（梅毒） | + | − | − |
| 寄生物 | | | |
| 巴贝西原虫（巴贝斯虫病） | + | − | − |
| 疟原虫（疟疾） | + | − | − |
| 利什曼原虫（利什曼病） | + | − | − |
| 克鲁斯氏锥体虫（卡格氏病） | + | − | − |
| 非常规性病原体/（可传播性海绵状脑病） | | | |
| 克雅氏病原体 | + | − | − |
| 变异克雅氏病原体 | + | ? | −[d] |

## 4.4　确保血浆产品安全性的策略

采用剔除具有传染性血浆的措施,结合生产过程灭活或去除潜在污染的病毒工序,可以显著减少由血浆产品传播传染性疾病的风险。

以下是四种互补方法,可降低血浆产品病毒风险:

● 通过以下方法减少混合血浆病毒含量:

➢ 按质量体系要求选择献血员;

➢ 对捐献血液/血浆进行筛选;

➢ 对生产混合血浆进行检测。

● 在血浆分离和加工过程中灭活和去除残余的病毒[3];

- 所有生产步骤严格遵照 GMP 的要求;
- 对血浆已受到影响,但已加工生产的献血后事件应有恰当的认识和处理。

生产过程和成品的病毒灭活和(或)去除程序,在保证血浆产品病毒安全性方面起着非常重要的作用,尤其是降低 HIV、HBV 和 HCV 的风险[3]。最近研究发现这些程序针对新出现的脂质包膜病毒,如西尼罗病毒感染风险方面提供了足够的安全保障。[8,9]

尽管这些病毒灭活和去除工艺,似乎为血液制品公司在鉴定献血员感染风险时的偶然失误提供了理想的平衡手段,但这种设想是错误的。尽管经过验证的病毒灭活和去除程序已显示其效力,但也还必须通过献血员选择和血浆筛查的手段来避免含有高滴度病毒血浆的混入,从而限制混合血浆中病毒的含量。对于具有较强抵抗力的非包膜病毒,如 B19 细小病毒,通过减少混合血浆中病毒的含量和实施有效的病毒灭活和去除方法的协同作用已得到证明,单靠分离过程中的病毒去除程序不足以确保其安全性。[10,11]

血站应优先考虑剔除感染性血浆和回顾鉴定漏检的感染性血浆。血站应该建立可靠机制,确保这类血浆样本鉴定一致性。

上述任何措施都不能独立保证所有潜在的血源性传播病原体的绝对安全性。因此,为确保血液制品生产用原材料的质量和安全性,必须按 GMP 要求进行分级分离用血浆的生产。

# 5　剔除传染性血(浆)的措施

分离用血浆的安全性和质量来源于多重叠加预防措施的有机结合:
- 合适的血液/血浆供者选择;
- 血液/血浆检测;
- 献血员人群流行病学调查;
- 严格遵守 GMP;
- 献血后信息系统。

有些管理当局要求将血浆采集和检测的信息作为血浆主文件的一部分,用于血液制品的上市评估[12]。尽管如此,血浆主文件不是一个通用的管理性文件。

## 5.1　合适的血液/血浆供者选择

用于分级分离的血浆,应来源于认真挑选过的献血员,通过对其病史(献血员询问表)、体检和血液实验室检测,认为不会通过血液制品(见附录 2)增加传播传染性病原体风险。综合考虑生产的产品类型、相应的感染风险和流行病学情况,地方监管机构应当站在国家管理高度,建立适合本国献血员选择标准统一框架。地方监管机构应该参与有关献血员选择和检测程序修改决议的制定。血浆分离厂商在与血浆供应商签订合同条款时,可以增加特殊的筛选标准。

监管机构和一些其他组织机构,已经发布了一些关于全血和通过单采血浆术获得血浆的献血员选择标准的法规和建议(例如欧洲议会关于"血液成分制备、使用和质量保证指南"[13])。尽管有些规定可能与临床输血用血浆的规定不同,但总的来说,这些规定和建议可作为采集分级分离用血浆的参考文件。附录 2 列举了有关采集分级分离用血浆的献血员选择标准的实例。这些选择标准不是为制定一个绝对的参考标准或列举所有要求,而是提供例证和解释考虑要点。

固定献血(浆)员是指符合最短时间间隔,在某个血液中心定期献血或血浆的人员。献血间隔周期,不同国家之间可能有所不同。重复献血(浆)员是指以前在某个血液中心献过血或血浆,但献血间隔周期没有像固定献血(浆)员那样要求的人员。血液制品企业可以执行自己的献血员选择标准以保障安全性。只要有可能,分级分离用血浆的采集应通过依赖固定献血员和重复献血员的供血体系来完成。从固定献血员和重复献血员获得血浆有利于保证献血员病史信息,从而发现潜在的风险因素。

有些国家,家族性或替代性献血员是血液/血浆捐献群体的重要组成部分。与定期/重复献血员相比,在病毒传染性标志物方面,家族性或替代性献血员是否存在更高的风险视情况而定[14,15]。应由血液制品企业和国家管理当局经过仔细的流行病学评估和其他病毒筛查安全措施评价,综合考虑决定是否使用这样的血浆用于分级分离。

可以采用单采血浆技术,从通过自然感染或主动免疫获得免疫力的献血员中采集血浆。此问题的特殊信息见附录3。

## 5.2 血液/血浆传染性标志物的筛查

### 5.2.1 筛查实验

以下检测与分级分离血浆的制备有关,必须对每一份血液或血浆进行单人份检测,监管机构强制其执行。

● 用批准的试验检测乙肝表面抗原;
● 用批准的试验检测抗 HIV;
● 用批准的试验检测抗 HCV。

以上三项实验结果应为阴性。检测 HIV p24 抗原和 HCV 核心抗原可能会增加筛查的敏感性。初次测试具有反应性的血浆,必须用相同方法,采用复孔测定。重复反应性的血浆不得用于治疗目的,且通常应销毁,亦可用于非治疗目的或研究。血浆样本应该用确证实验进行评估,如果确证实验阳性,应启动献血员通知和劝告系统。建议建立全国性的评价体系,对不一致或不确定性结果做最终判定。

### 5.2.2 其他实验

分离用血浆并不要求对嗜人 T 淋巴细胞病毒(HTLV)抗体进行筛查,因为它是一种细胞相关病毒,且在冻融过程中极易失活。

在有些国家,要求对捐献的全血进行抗-HBc 测试,以降低接受血液成分的乙肝病毒阳性风险[16]。尽管如此,从抗-HBc 阳性和 HBsAg 阴性以及含有足够乙肝表面抗体的全血中获得的血浆通常用于分级分离:其科学原理是保持混合血浆中含有足够滴度的抗-HBs 抗体,中和任何可能存在的乙肝病毒。抗-HBc 阳性/HBsAg 阴性血浆中可接受的抗-HBs 抗体的最小滴度可以由血液制品企业和(或)国家管理当局制定。目前部分血液制品企业要求的最小抗-HBs 抗体的滴度范围为 50 到 100 IU/L 之间。由血浆采集机构进行抗-HBc 检测阳性的血浆,血液制品企业可以再进行测试。如果制定抗-HBs 抗体滴度限值,最小限值的设定应根据 HBsAg 筛选试验灵敏度的风险评估,决定是否采用核酸检测 HBV,以及综合考虑病毒去除技术的效率。

考虑到特定地区或国家的流行病学情况,血液或血浆的捐献频率以及血液制品企业的具体要求,国家管理当局可以要求增加针对其他传染因子或标志物的检测。

### 5.2.3　核酸检测

分级分离血浆可以针对以下几种病毒进行核酸检测:HCV、HBV、HIV、HAV 和(或)B19。如果由血液制品企业进行核酸检测,则应当遵守现行小混合样本的惯例,血站应有一套特殊的后勤保障系统以满足测试样品的收集和标识。除对混合小样检测外,血液制品企业应该对血浆生产大混合样进行病毒标志物检测。

### 5.2.4　检测试剂盒

国家或地区应有检测试剂盒审批体系,如由国家监管机构或委派的实验室成立的官方审批系统。不同抗原或抗体检测灵敏度的要求必须由国家监管机构制定。另外,试剂盒的使用需经接受分级分离血浆的生产企业同意。

### 5.2.5　筛选的质量控制

血液/血浆筛选的质量取决于多项措施,比如:
- 新技术使用前的验证;
- 日常使用的内控试剂和技术;
- 由合适的实验室对阳性实验结果进行确认;
- 由批准的参考品机构分发血清标准到各实验室,进行外部能力评估。

关于取样、设备测试、测试性能验证、测试结果解释和数据下载,以及阳性样本的跟踪见本指南中的第七节 QA 和 GMP。

### 5.2.6　追溯

应有执行追溯程序的体系,最好使用计算机数据库。如果通过回顾发现,一份血浆采自某献血员,该献血员因带有病毒标志物、风险行为、克雅氏病/变异克雅氏病暴露或具有其他与传染性疾病有关的风险而被拒绝献血,应遵循追溯程序在血浆投料加工前将所采集的血浆剔除。血站应该根据与血液制品企业所签订的协议及时将信息传给血液制品企业,并通知国家监管当局。出于对献血者身体健康和血液供应安全性的考虑,建议通知并劝告献血员。

## 5.3　献血(浆)人群流行病学监测

为了确保分离用血浆长期的最佳安全性,强烈建议对献血人群进行持续的流行病学监测。这并不是针对全世界所有地区的要求。监测的目的是为了尽可能准确地了解与血液制品安全性相关的传染性病毒标志物的流行率,发生率及其变化趋势,以便于及时采取应对措施。该系统不仅能够收集全国和地区层面的流行病学数据,也能收集在一个国家或地区范围内的单个血站献血或分级分离用血浆的人群流行病学数据。

这些流行病学监测的信息可以进一步用于:
- 发现不同血液中心捐献人群的差异性,这种差异性可能与捐献人群的病毒标志物的客观差异有关,或者反映了不同血液中心献血员选择和筛选过程的差异。
- 发现传染性标志物的趋势,这种趋势可能要么反映了群体中病毒标志物比率的变化,要么反映了某个特定血液采集站点,在献血员选择或血液筛选过程中可能的偏差。
- 评估任何预防措施的相关性,如加强献血员的选择、追加排除标准,或为避免血浆制品污染而追加筛选试验的实施。

当首次献血者的血浆用于制备分级分离血浆时,通过血液传播传染性疾病的风险的评估应包含对这部分特殊捐献人群的流行病学数据。事实上,已有数据表明首次献血者偶尔包含寻求检测的个人,在某些情况下,首次献血人群比那些已经通过筛选或通过延期过程的固定献血员人群更有可能携带血源性传播病毒标志物。有些血液制品企业不使用来自首次献血者的血浆,因为这个捐献人群传染性疾病的患病率可能更高。目前,建议收集和分析血浆站对抗-HIV-1 和抗-HIV-2、抗 HCV 和乙肝表面抗原的流行病学数据,因为从历史看,它们代表着与血浆制品相关的主要致病风险。基于当地或地方流行病学,出现新发传染性病原体,国家的地方监管机构有责任决定标准列表是否应修改或增加其他标准。对于目前推荐的三种病毒标志物,只记录确证的阳性试验(如筛选试验重复反应性的和至少一次确证试验呈阳性的试验)。当血液制品企业对血清学检测结果呈阴性的样本进行追加检测(如核酸测试)时,应该汇报检测结果。

最近由欧洲药品管理局(EMEA)发布的"关于经血液传播感染的流行病学数据指南"[22]描述了如何进行捐献人群的流行病学监测。

## 5.4　严格遵守药品生产质量管理规范(GMP)

因为血液制品生产需要上千份人血浆混合,因此必须保证采集的每份血液/血浆和最终所生产的血浆制品的可追溯性。对于质量和安全性问题追溯,尤其是与传染性风险有关的问题,追溯到每一份血液/血浆显得尤为重要,这有利于采取相关的措施保护献血员和接受血浆制品的患者。

为了获得用于分级分离的血浆,献血员选择过程、血液和血浆的采集及加工过程是生产血浆制品过程的第一步,因此应该完全遵照 GMP 的要求执行。严格遵守 GMP 的原则和按照 GMP 的要求执行质量保证系统,在分级分离血浆生产的各个阶段都是至关重要的(请见指导方针关于 QA 和 GMP 的第七节)。

## 5.5　献血后不良反应事件

血站和血液制品企业之间应有有效的沟通的体系,以便重大的献血后不良反应事件信息可以及时传到血液制品企业和国家管理当局。特别是对于有证据表明献血员患有血液传染病,而且其血浆已运到血液制品企业,沟通程序更应及时、有效。

# 6　分级分离用血浆的制备

## 6.1　获得分级分离用血浆的方法

用于分级分离用人血浆可以通过从全血中分离或以单采的方式来获得。

### 6.1.1　回收血浆

回收血浆是在以下描述的条件下,从全血中通过离心分离去除细胞和细胞碎片回收得到的血浆。

### 6.1.2　单采血浆(原料血浆)

单采血浆是通过将献血员体内抽出的血液经抗凝剂处理,去除有形成分分离血浆,最后至少将红细胞重新输回献血员的体内的程序而获得的。细胞成分和血浆的分离可以通过离心或过滤完成。自动化血浆采集的设备是为通过离心或过滤分离细胞成分和血浆而设计的。设备的制造商提供操作手册,包括安装验证、日常预防维护、定期性能检查(如称量范围检查)、预警机制(如血红蛋白检测仪)以及故障排除的说明。年度预防性维修工作应该由合格的现场服务工程师来完成。它包括目检、最初的操作完整性、设备完整性的检查、滤器和(或)离心机的检查、校准测试和安全测试。另外,设备制造商通常会提供安装支持和现场技术员的培训来维护设备。单采可潜在性地增加分级分离用血浆的利用率,增加献血频率和每次献血量,是从含有针对特殊疾病高浓度抗体的超免疫献血员体内常规采集血浆的首选方法。

原则上,制备方法应该尽可能完全去除细胞和细胞碎片,同时避免微生物的污染。血浆中不能添加抗菌剂或抗真菌制剂。在没有专门过滤白细胞的情况下,血浆中残余的血细胞含量可能随着采集方法的不同而不同。

## 6.2　分级分离用血浆的特性

### 6.2.1　采集 24 小时以内冻结的血浆

按照合适的操作(包括贮存和运输),在血液采集或单采(参见 6.6.2.1)24 小时之内将血浆在 −20℃ 或 −30℃ 的条件下冻结,这一操作同时适合不稳定因子(Ⅷ因子和其他凝血因子和抑制因子)和稳定血浆蛋白(通常为白蛋白和免疫球蛋白)的最佳回收。符合这种质量标准的血浆也直接用于临床,因此称作新鲜冰冻血浆(FFP)、临床用血浆和输血用血浆。表4 列出了从全血(回收血浆)或通过单采制备的血浆的主要特性。

实践发现两种来源的血浆都适合用来生产所有品种的血浆制品。有报道指出,采集和制备的方法对从血浆中分级分离出的蛋白的特性和(或)产量有一些影响。从频繁接受血浆置换的献血员体内采集的单采血浆中,IgG 的含量要比从适度接受血浆置换的献血员体内或从全血中所获得的血浆的 IgG 的含量要低[23,24]。单采血浆中凝血因子的含量一般要比回收血浆中高一些[24,25],涉及多种原因,包括血细胞和血浆的快速分离,加入的抗凝剂的比例不同和在采集完成后快速冷冻单采血浆的可能性。

表4　用于生产不稳定血浆制品的分级分离用血浆的特性

| 性质 | 回收血浆 | 单采血浆 |
| --- | --- | --- |
| 体积(ml) | 100 – 260[a] | 450 – 880[b] |
| 蛋白含量(g/L) | ≥50[13] | ≥50 |
| (单个供体) | | |
| (但通常大于单采血浆) | | |
| Ⅷ因子(IU/ml)(平均) | ≥0.7[26] | ≥0.7 |
| 抗凝剂浓度 | 根据献血的量而变化(对一个给定的包装型号,抗凝剂的体积是固定的;应指定可接受的血液体积范围) | 常数(依献血量计量) |
| 可接受的献血频率 | 依国家而定,通常最大值为每两个月一次 | 依国家而定 |

　a　基于标准采浆量450 ml,血液:抗凝剂 = 7:1。单程最大血液采集量由国家当局确定。

　b　含抗凝集,最大单采血浆量由国家当局确定。

Ⅷ因子和其他不稳定因子的活性的保持,取决于采集过程和随后对血液和血浆的处理方式。良好的操作对单采和回收血浆中Ⅷ因子的平均效价都可以达到0.7 IU/ml。含量稍低的分级分离用血浆,也许依旧适合用来生产凝血因子的浓制剂,但终产品的产量可能略有下降。

分级分离用血浆制备过程中的GMP实施,应该确保血浆生物负荷得到控制,尽可能保护不稳定的蛋白质以及产生最小的蛋白水解活性。

### 6.2.2 采集24小时以后冻结的血浆

也许存在不能满足上述规定标准,但仍然具有作为制备某些血浆蛋白原料价值的血浆。包括:

● 从全血中分离,采集后超过24小时,但通常在72小时内冻结的血浆;

● 从4℃保存的全血中分离,在分离后72小时内冻结的血浆,但血液在规定的保质期内;

● 血浆在采集后24以内冻结,但贮存在不能用于凝血因子制造的条件下。

这类血浆生产和贮存的条件并不会导致生物负荷的增加,认为它们可能适合用来稳定的血浆蛋白生产,而不是凝血因子的生产。

未在采集后或从全血分离后72小时以内冻结的血浆不应用于分级分离。

### 6.2.3 不符合分级分离要求的血浆

通过治疗性血浆置换所获得的血浆,不符合生产血浆制品用的分级分离血浆标准。事实上,从应用治疗性血浆置换来治疗某种疾病状态的个人获得血浆,可能会增加传播血源性传播疾病的风险(与血浆有关的感染风险)和不规则抗体的高风险,这种血浆不应作为分级分离用。另外,这类血浆也不能列为通过自愿者捐献的那一类。自体献血的血浆可能有较高的病毒标志物患病率[27],不作为分级分离使用。

### 6.2.4 超免疫(特异性抗体)血浆

附录3列出了关于超免疫血浆制备中,献血员免疫的详细信息。以下是用于生产特异免疫球蛋白(特异性抗体免疫球蛋白)血浆制备的三种方法:

● 通过血浆中抗体效价单位的筛查,从正常人群中选择个体(筛查可以是随机的,也可以是通过从传染病恢复历史信息得知的,如水痘)。

● 通过预防接种免疫而获得高效价特异性抗体的个体。

● 针对设定(靶向)的免疫程序招募自愿者。附录3中列出了关于这类程序的临床和伦理要求。

临床相关的特异性免疫球蛋白包括抗-D(抗-Rho)、甲肝、乙肝、破伤风、水痘/带状疱疹和狂犬病免疫球蛋白。超免疫球蛋白用于肌肉注射,但也有静脉注射用的产品。每种特异性超免疫血浆的衍生产品在表5中作了概述。

表5　超免疫血浆种类

| 特异性 | 自然免疫 | 预防接种 | 靶向免疫 |
|---|---|---|---|
| 抗-D(抗-Rho) | 是 | 否 | 是 |
| 抗-甲肝病毒(抗-HAV) | 是 | 是 | 是 |
| 抗-乙肝病毒(抗-HBs) | 是 | 是 | 是 |
| 抗-破伤风杆菌 | 否 | 是 | 是 |
| 抗-水痘/疱疹 | 是 | 否 | 待定 |
| 抗-巨细胞病毒(抗-CMV) | 是 | 否 | 否 |
| 抗-狂犬病毒 | 否 | 是 | 是 |

用于分级分离的单份血浆中的可接受效价最小值应经生产商同意。决定因素如下：
- 混合血浆池的大小和组成(可能包括高效价血浆,从而增加了混合血浆的平均效价)；
- 免疫球蛋白分级分离过程特性；
- IgG终产品批准效价的最小值。

以下为每种特异性产品一般指南。

#### 6.2.4.1　抗-D(抗-Rho)

抗体效价应以国际单位为标准,采用合适的、经生产商同意的定量分析方法(如自动分析仪或流式细胞术)测定。

#### 6.2.4.2　抗-甲肝病毒

抗体效价应以国际单位为标准,采用经生产商同意的定量分析方法测定。单份血浆可接受的最低效价应大于50 IU/ml。

#### 6.2.4.3　抗-乙肝病毒

抗体效价应以国际单位为标准,采用经生产商同意的定量分析方法(如经典放射免疫分析(RIA)或酶联免疫法(ELISA))测定抗-乙肝表面抗原抗体。单份血浆可接受的最低效价应大于10 IU/ml。

#### 6.2.4.4　抗-破伤风

抗体效价采用中和试验,或与中和试验具有相关性的定量分析测定,经生产商批准。

#### 6.2.4.5　抗-水痘/疱疹

抗体效价采用经生产商批准的定量分析方法(如经典酶联免疫法(ELISA),免疫荧光法或补体结合试验)测定。效价最小值应等于或大于生产商提供的对照品的测定值。

#### 6.2.4.6　抗-巨细胞病毒

抗体效价采用经分级分离厂商同意的定量分析方法(如经典酶联免疫法(ELISA),免疫荧光法或补体结合试验法)测定。效价最小值应等于或大于生产商提供的对照品的测定值。

#### 6.2.4.7　抗-狂犬病毒

很少对血浆中的狂犬病毒抗体进行评估。第二次(强化)免疫后1~3个月内,献血者可能产生可接受抗体效价。对于狂犬病毒感染暴露免疫的个体不应采集血浆。

### 6.3　采集分级分离用血浆的设施和设备

#### 6.3.1　献血区域

用于分级分离的血液或血浆采集,必须在有认证、监管、固定的场地或移动地点进行,符合预期目的活动和国家监管部门颁布的 GMP 标准。献血员区域应与血液处理、储存区域分开。献血选择区域必须保证会见献血者的私密性,并考虑到献血者和工作人员的安全。在设施作为流动献血点前,应针对以下标准对其合适性进行评估:

· 场地大小(允许适当操作和保护献血者隐私);
· 员工和献血者的安全;
· 充足的通风,电力供应,采光,洗手设施,血液储运设备,以及可靠的通讯保障。

### 6.3.2 采血容器

血浆是一种复杂多变的蛋白质水溶液,对其处理的方式会影响其安全性、质量和数量。且不当处理方式对血浆活性的影响,并不像回收因子Ⅷ的含量减少那样简单(明显)——当血浆解冻时特性会受到影响(这一步骤对生产商非常重要,需要对这一特别重要的工艺步骤保持稳定)。

用于采集、储存分级分离用血浆的容器需遵循相应管理规定,并在监管机构的监督下执行,亦应遵循生产商的监管和技术要求,并贴上批号标签,以便将来追溯献血员。容器质量直接影响所采血浆的质量,因此其标准也是 GMP 的一部分,用来控制血浆采集前起始材料的适合性。

全血采集所使用的容器与用于血浆分离制备全血采集容器相同。容器要求塑料材质,无菌制造;密封以防止造成污染。如容器不是整个血液采集完整套材的一部分,则应有与采集装置对接机制,以减少微生物感染风险。

在血浆储存过程中,容器材质(凡血浆流经的任何管子或管路材料)需经验证是否适用于血浆采集。特别是需要确定所用塑料与设计的冷冻和开启(解冻)方法的生理学相容性,并确定在规定的液态或冻存形式的存储期内的可萃取物质(例如增塑剂)含量。这些研究由生产厂商完成。当使用采血设备和血液贮存器时,参考这一研究资料很有必要。经过验证的血液/血浆采集和储存容器可以在世界上几个制造商厂家买到。

采血容器的选择(如血浆回收用塑料袋或单采血浆用塑料袋或塑料瓶),对于血浆混合阶段,血浆分离厂商所使用的血浆容器开启设备的设计有直接影响。

### 6.3.3 抗凝剂

经过改进和引进后用于采集血液细胞成分和输血用血浆的大多数抗凝剂,与分级分离血浆制备和血浆制品生产相匹配(尽管对血浆中Ⅷ因子含量有些影响,如前所述[28-32])。肝素加入到抗凝剂中则是一个例外。目前用于全血或单采血浆采集的主要抗凝剂列于表6。

抗凝剂必须符合相应的管理规定。抗凝剂可以先配置在采血容器中(如采集全血的塑料容器)或在单采过程中加入到血流中。上述两种情况,采血装置和抗凝剂的资料信息都需要向监管机构提供。血液制品厂商需要了解使用的抗凝剂种类、浓度,这些对分级分离过程会产生影响。

表6　分级分离血浆制备中常用的抗凝剂种类

| 成分 | 可回收血浆 | /100 ml 血液 | 单采血浆 |
|---|---|---|---|
| ACD-A<br>枸橼酸二氢氧化钠 22.0 g/L<br>枸橼酸 8.0 g/L<br>葡萄糖 25.38 g/L<br>Ph（25℃）4.7-5.3 | × | 15 | （×） |
| ACD-B<br>枸橼酸二氢氧化钠 13.2 g/L<br>枸橼酸 8.0 g/L<br>葡萄糖 15.18 g/L<br>Ph（25℃）4.7-5.3 | × | 25 | |
| CPD<br>枸橼酸二氢氧化钠 26.3 g/L<br>枸橼酸 3.7 g/L<br>葡萄糖 25.5 g/L<br>磷酸二钠盐 2.22 g/L<br>NaOH 1N(可调 pH)<br>pH(25℃)5.3-5.9 | × | 14 | （×） |
| CPD-A<br>枸橼酸二氢氧化钠 26.3 g/L<br>枸橼酸 2.99 g/L<br>葡萄糖 29 g/L<br>磷酸二钠盐 2.22 g/L<br>腺嘌呤 0.27 g/L<br>NaOH 1N(可调 pH)<br>pH(25℃)5.3-5.9 | × | 14 | |
| CP2D<br>枸橼酸二氢氧化钠 26.3 g/L<br>枸橼酸 3.7 g/L<br>葡萄糖 50.95 g/L<br>磷酸二钠盐 2.22 g/L<br>NaOH 1N(可调 pH)<br>pH（25℃）5.3-5.9 | × | 14 | |
| 4%柠檬酸<br>枸橼酸二氢氧化钠 40 g/L<br>枸橼酸(可调 pH)<br>pH(25℃)6.4-7.5 | | 6.25 | × |

（×）从不使用；×经常使用

## 6.4　血液/血浆采集的过程

### 6.4.1　采集步骤

标准化的采血程序是,先使用适当的消毒液擦拭采血部位,擦干(根据消毒剂的类型而定)。在针头插入前不可触碰到采血部位。在静脉采血前应检查容器是否有破损。任何不正常的潮湿或变色都说明容器有问题。另外静脉采血前还应及时仔细检查供血者身份。

采集用于血浆分级分离的单位全血应按照已建立的指南(如按照欧洲议会指南所规定[13])进行操作。特别是血液和抗凝剂在采血步骤刚开始时就应混合均匀,以避免激活凝血瀑布反应。混合时可以手工操作,每30～45秒混合一次,至少每90秒一次。一个标准单位的血液采集应在15分钟内完成,因为长时间的采集容易造成凝血因子和细胞成分的活化。对于自动化单采血浆过程,从供者中采集全血,与抗凝剂混合,流经自动化血细胞分离器。分级分离用血浆与血液细胞成分分离,经采集/分离及回输一系列循环过程又输还给献血者。采用离心、过滤或二者联用法将血浆与红细胞分离[33,34]。单采血浆机操作参数由厂商根据国家管理当局要求制定而成。一般来说,按一定速度加入抗凝剂(通常为4%枸橼酸钠)将会产生抗凝剂与血液的特定比值。在一个采集过程中采集到的血浆体积是全程可以调节的。采集/分离血浆次数和回输循环次数,是由每位献血者采集的血浆总体积量决定的。循环参数需要在仪器中输入数据编程设定。这些数据元素包括献血者体重和血球容积值。采血时间长短则要看循环次数(即采集血浆量),但一般控制在35～70分钟之间。

### 6.4.2 收集血浆袋的贴签

应该建立一个采购、打印和存储条形码标签的安全系统。该系统保证在血浆生产的每一个阶段其采集袋、附属袋与相关样品和文件能够完全追踪。并且要有确定程序,用于采集袋和样品的贴签——特别需要确保标签能够正确地鉴定样品和血浆之间的关系。标记应该以一种安全的方式来完成,比如:在献血员躺椅边,采血前或者刚开始采血时进行,防止错贴标签。献血员的条形码标识不应该有重复。标识的信息应该包括:产品的正式的名称、体积或重量、唯一的献血员识别标识(ID)、血站的名称、保质期、保质期温度、抗凝剂名称、成分和体积。

### 6.4.3 设备

用于采集和进一步血液分离的设备应定期保养和校准,且采集和分离过程需验证。当对回收血浆的质量进行验证时,应该进行一系列的质量控制实验,包括检测总蛋白含量、残留血细胞、血红蛋白和相关的凝血因子,如凝血因子Ⅷ。另外,必要时应对凝血和纤溶系统激活的标志物检测,其标准可以基于生产商和(或)国家药品监督机构制定的分级分离用血浆标准。

同样,血浆单采的设备和单采的程序也应验证、保养和维护。用于分级分离血浆质量评估的验证标准也包括蛋白回收率、血细胞和血红蛋白的残留量,以及相关的凝血因子。新的单采程序的验证研究应评估可能的风险,包括凝血、纤溶和补体系统的激活(由与血液接触的物质所引发)[25,35,36],这些研究通常由单采机的生产商来进行。

### 6.4.4 实验室样本

实验室样本应该在血液/血浆收集时采集。其收集过程应该避免样本的混淆,待检样本应该按试剂盒上操作说明书规定的温度保存。

### 6.4.5 单位血浆的体积

每个容器的回收血浆体积是变化的,取决于收集的全血的体积、各献血员的红细胞压积、抗凝剂的体积。每一个容器的单采血浆的体积直接取决于单采过程中收集的体积和抗凝剂的体积。从每个献血员采集的全血和血浆的体积范围,通常是由国家的监管机构来确定的,如考虑标准如每个献血员的体重。

虽然在大部分的国家,每个献血员所收集的全血的体积接近400～450 ml,但在一些情况下,也可能低到 200 ml(在这种情况下,抗凝剂的体积也应该减少,因此,血浆与抗凝血剂的比例是恒定的),结果是每单位回收血浆的体积(包括抗凝剂)会变化,每个容器 100 ml 到 260 ml 不等。用于血浆置换的血浆,每个容器的体积变化范围是 450 ml 到 880 ml,取决于收集所在国的国家法规要求。

　　单位容器的血浆体积大小对于分离过程和血浆产品的制造有着直接和实际的影响。小体积的血浆(如 100 ml)使血浆分离的操作者在血浆准备、容器开启以及血浆融化等步骤需要更多的操作。总的容器开启过程将需要更长的时间,需要更多的步骤控制细菌的污染。另一个结果是,对于血浆混合的样本份数要求会增加(如一个 2000 升的血浆混合池需要 20 000 份血浆)。

### 6.4.6　安全保存和核对

　　收集过程完成后,应该确保捐献的全血/血浆在捐献点通过使用安全系统收集保存,避免处理错误。

　　在把血浆从收集点转运到全血/血浆处理点之前,应该按照标准的程序对所收集的血浆进行核对。核对程序应特别描述,当发现有漏掉的数字和容器渗漏时,应采取特殊的措施。所有的文件资料应该和血浆一起运送到血浆处理点,以便对所承运的血浆说明。

### 6.4.7　献血员召回系统

　　血站应有一个献血员召回系统,当需要进一步的分析和调查的时候,能召回献血员。

## 6.5　血浆的分离

### 6.5.1　设施

　　血液加工应该在能满足拟定活动所需的设施中进行。血浆捐献区和血浆处理区要尽可能分开。每一个用于处理和存储的区域都必须是安全的,防止未授权人员进入或者干扰。并且这些区域只能用于特定的目的。实验室区域和血浆存储区应该和献血员区域及加工区分开。

### 6.5.2　中间存储和运输

　　应该按程序把血浆和样本运输到加工点,确保处在批准的合适温度和安全隔离。当全血/血浆从远距离的血站进行运输,这个要求特别重要。

　　为确保满足最佳要求和质量,对温度进行监测很重要的。方法之一是使用包装的方法,从而保证全血/血浆能够保存在所要求的温度范围内。便携式的温度记录仪可用于监测和记录在整个全血/血浆运输过程中的温度。

### 6.5.3　全血保存期的影响

　　有数据显示,加有 CPD 抗凝的全血,运输并存储在 22℃ 达到 8 小时,该全血仍然适合用于血浆分级分离;但是如果保存到 24 小时,Ⅷ因子的活性将再减少 15%~20%[37]。在收集后,快速地把全血降温到 22℃ ±2℃(如:丁烷-1,4-二醇)[38]可以保护Ⅷ因子并且血液存储时间可达 24 小时[39]。在运输和存储所收集的全血(使用 ACD,ACD-腺嘌呤,或者 CPD 等抗凝剂)时保持 4℃ 恒温,特别是存储了 8 小时后[40-43],可以明显地降低Ⅷ因子的含量,但是对于其他的蛋白质是不必要的。当血浆是用于生产Ⅷ因子时,不推荐把全血储存于 4℃ 超过 8 小时。

### 6.5.4　全血的离心

　　在加工实验室收到采集的全血和血浆时,应该检查相关的文件。收到的文件和实物应该进行对照检查。血液分离的过程应该在封闭的系统中完成,系统应进行验证、记录,并证明能确保每一袋血浆都可正确识别。

应遵循验证程序,确认分级分离血浆用于生产的特性,确保残留血细胞计数、蛋白含量和质量的一致性,能满足血站或国家监管机构和生产商制定的规程要求。

比较性研究表明,加有 CPD 的全血在较低的离心力、较长离心时间条件下与在较高离心力、较短离心时间所得到的血液成分质量是相类似的[44]。通常,经典的血液分离第一步是低速离心分离出血小板富集的血浆组分(PRP)。稍后对 PRP 进行高速离心,从而产生相应的血小板浓制剂和血浆。

全自动的血液处理系统可以自动去除棕色被膜层,这替代了手工分离过程。这项技术可形成标准化的提取,从而满足 GMP 对于包括分级分离用血浆在内的血液成分制备要求[45]。基于棕色被膜层提取的血液组分分离系统是"从顶端到底端"的分离技术[46]。它的有效性,即收率、纯度和血液组分的标准化已很好确立。

用于分离血液成分的多种技术手段已经建立。这个过程可涉及正常离心分离血液成分,它的原理是在光电管控制下,离心过程使血液不同的组分从顶端到底端同时排列。这一初级分离步骤产生了三个组分:白细胞很少的红细胞悬液、血浆和棕色被膜层[46]。主袋带有顶端和底端排放的多袋系统,可使血液组分自动分离,最终获得含有 $14.6 \pm 5.6 \times 10^3/\mu l$ 血小板以及 $0.04 \pm 0.0356 \times 10^3$ 白细胞$/\mu l$ 的血浆[47]。血液成分也可以一开始就高速离心(4158 g,14 min,22℃),通过应用密闭的三袋或者四袋的系统来完成分离。高速离心后,系统可以自动地提取顶部的新鲜血浆,以及富集在底部的红细胞,通过各个分离的附属袋来完成。在整个过程中,一直保持富含白细胞-血小板的棕色被膜层的稳定,这由最初的提取袋来完成。棕色被膜层在低速离心后富集了血小板,并且从 PRP 中分离出血浆。血浆自动分离机可以使各个血浆组分进入各自的收集袋,在从顶部到底部的系统中,可以获得每单位含有 $3 \pm 3 \times 10^6$ 白细胞和 $4 \pm 3 \times 10^9$ 血小板的血浆。这个"从顶部到底部"的系统使得白细胞对各个组分的污染大幅度地减少[38,49],并且产生了最优化的血浆量[38]。

### 6.5.5 白细胞减少的影响

最近,一些国家在血液供应过程中全面减少白细胞[50,51],以避免由细胞介导的副作用或提高血液成分的病毒安全性。这也认为是预防变异性雅克氏病(vCJD)传播的一个措施。最近应用内源性感染模型的研究显示,减少全血中白细胞可以去除 42% 的与血浆相关的 cCJD 感染[52];该研究小组进一步的调查发现,总体上可以去除 70% 的感染(R. Rohwer,数据未发表)。白细胞减少对血浆蛋白回收和标志物激活的影响,取决于滤膜的化学属性[53,54]。虽然白细胞减少对分离的血浆分离制品的质量的影响还不清楚,但是已经发现有凝血因子的丢失,以及与凝血和补体激活有关的标志物的增加。[54,55]

因此除非积累更多的科学数据,否则白细胞减少对血浆产品质量和安全性的影响将一直会争论下去。是否决定将白细胞减少的血浆用于分级分离生产,需要血浆分厂商和国家监管机构共同评估。

## 6.6 血浆的冻存

血浆的冻存是一个重要的步骤,将影响到分级分离血浆的质量,特别Ⅷ因子的成分。关于分级分离血浆的冻存条件进行了多方面的评估。

### 6.6.1　血浆的储存时间

从 CPD-处理过的全血中收集新鲜的血浆,在 4℃存放 24 小时,-20℃冻存 4 个月,与迅速冻存的血浆相比,Ⅷ因子的活性降低了 25%,而其他的凝血因子则不受影响[56]。将血浆在 22℃储存 2~4 小时,似乎并不会减少Ⅷ因子的活性;然而,超过 4 小时,就会有一些活性的丧失[41,57]。

因此,对于回收血浆,应迅速放在冷冻箱中,或者至少在与血细胞分离后 4 小时内放入,对于Ⅷ因子回收很有利。同样,单采血浆应该在收集过程完成后尽快地冰冻。

### 6.6.2　冻结的速度和冻结的温度

#### 6.6.2.1　冻结的条件

法规对于血浆应在什么温度冻结的要求是有很多差异[58],这取决于所需要分离的蛋白质的类型。

生产商会根据血浆后续的使用目的,要求特定的冻存条件。欧洲药典目前规定:回收或单采血浆用于制备不稳定的蛋白质时(如生产浓缩Ⅷ因子),应该在采集的 24 小时内迅速在 -30℃或更低的温度[26]冻结。已证明这一温度可以确保完全固化[59]以及最优化的冻存[60]。然而,冻存条件目前还有争论。欧洲药典专论中的措辞有可能修订。仅用于生产稳定血浆蛋白(如白蛋白和球蛋白)的回收血浆应该在收集后 72 小时内,在 -20℃或者更低的温度冻存。美国联邦法规要求是:作为原材料进行进一步生产的单采血浆应该在收集后立刻存储在 -20℃或者更低温度。

血浆冻结的速度至少在生产凝血因子时[61,62]被认为是重要的质量影响的因素。不管是回收血浆或是单采血浆,快速地冻结血浆防止或减少了Ⅷ因子在冰冻血浆中的丧失[23,63,64]。血浆的缓慢冻结可以影响Ⅷ因子在冷沉淀中的纯度和回收率。最近的研究显示,在冻结时结冰速度为 26 mm/h 与 9 mm/h 或更低相比,可以更好地保存血浆中的FⅧ[57]。

因此,快速地冻存血浆(典型的是在 2 小时内,因此需要有较快的结冰时间)到至少 -20℃,最好是更低的温度,对于保存不稳定的蛋白是最好的途径。

#### 6.6.2.2　容器和设备的影响

为了确保优化和稳定的冻结和存储条件,很重要的一点是使用标准的血浆容器,因为冻结时间受容器形状、体积和厚度的影响[57,64,65]。

为了确保冻结的可重复性,一些血浆收集者使用的最优化条件是:在塑料包装袋可以耐受的情况下,用移动的冷气流将"有效分开"的血浆冻结(即"吹冻机"),然后将这些冰冻的包装袋紧密地堆积在达到允许的储存条件的储存冷库中。最坏的情况是将大量的未冻结的血浆袋集中放在一个(-18℃到 -22℃)的家用冰箱中。每天都添加更多的血浆袋来冻存,然后把这些血浆在该条件下储存几个月。如果装载得当(即不要把太多的袋子同时放进冷库,一直保持这些血浆袋处于分离状态),一个有合适温度、人员可以进入的冷库是可行的解决方案。

血液制品生产商应该按照国家监管机构批准的要求,向血浆采集单位,准确描述所要使用的参数。

#### 6.6.2.3　血浆冰冻过程的验证

回收血浆和单采血浆都应表明是按要求的温度持续稳定冻存。应有体系确保,在血液制品生产厂商要求规定的时限内,血浆核心温度达到正确要求;同时要注意,冻存的速度受到血浆容器的类型以及血浆体积的影响[64]。通过记录冻存过程中的血浆温度,冰冻过程验证应能对已评估的设备的冻存能力进行评价。应有验证研究，并能够表明冷冻包的温度达到建议的储存温度，与生产厂商的规程要求一致。

如上所述，目标是达到快速冻结，减少冻结血浆的温度变化。

## 6.7 血浆的储存

### 6.7.1 储存条件和验证

用于分级分离的血浆应该储存在 −20℃ 或者更低温度。

一个多中心的研究显示：三个血浆混合池中（两个回收的 CPD 血浆和一个单采血浆）的血浆在 −30℃ 或更低温度快速冻结，并且分别在 −20℃，−25℃，−30℃，或者 −40℃ 储存 36 个月以上，未发现与储存相关的改变。一个在 −20℃ 储存两年的回收混合血浆池中发现有 11% 的 FIX 的减少[67]。因此作者总结出：血浆可以在 −20℃ 存储 2 年，或者在 −25℃、−30℃ 或者 −40℃，存储 3 年。

只要保持冰冻血浆的平均存储温度尽可能稳定，保持在 −20℃ 或以下，血浆的原有质量将会保持，并且对于分离过程没有任何影响，特别是在冷沉淀制作步骤[60,61,66]。

欧洲药典指明：如果血浆的温度保持在 −20℃ 和 −15℃ 之间不超过 72 小时，或者有一次是存储温度高于 −15℃（但是仍低于 −5℃），该血浆仍可用于分级分离。因此，保持一个稳定的 −20℃ 或者更低的存储温度，是确保血浆稳定和质量最佳的推荐方法。

### 6.7.2 设施和设备

储存条件应该可控，可监测，可核查。应有温度记录证明在整个存储区所有血浆都储存在符合厂商要求的温度范围内。应安装合适的报警系统并定期检查，检查必须有记录。要规定对报警所采取的行动。存储区应有安全隔离和措施，防止未授权人进入，并且只能用于拟定的目的。存储区应能有效的分隔检疫期血浆和批准放行的血浆和组分。应该有一个独立区域专门用于存放不合格组分和材料。

如果冰冻机有暂时故障或者电力供应中断（如用于血浆储存的电力），应该和生产商一起进行温度记录分析，评估对血浆质量的影响。

### 6.7.3 分隔程序

分级分离的血浆在存储和装箱时应考虑以下事项。

● 未经检验和批准放行的血浆应该放在不同的冰箱中。如果这两种血浆放在同一冰箱，则应使用安全分隔系统。

● 初次检测具有反应性的血浆应该储存在独立的检疫冰箱中，或者使用安全系统（验证过的计算机处理系统）防止不放行的血浆装箱。

● 发现不能用于分级分离的血浆，应使用安全体系进行回收、消毒和销毁。

● 将捐献的血浆运送到血浆分离厂商时，装箱必须以安全方式和有效程序（如计算机系统）来进行。该程序保证只有充分检测过和批准可以放行的血浆才能被装箱。

● 在运输前，血浆箱必须核对正确。

● 在血浆运送放行到分级分离厂商前，应该有正式的文件审核，确保血浆的运送条件完全符合血浆分级分离厂商的规程要求。

前面所提到的这些措施的目的是，确保不符合分级分离生产商要求的血浆不会放行和运输，并确保血浆可追溯。

## 6.8　符合血浆分离厂商的要求

任何采集和制备用于分级分离的血浆,都应该符合血浆制品生产商的要求,因为分级分离血浆规程,是国家监管当局批准血液制品上市许可要求的一部分。除此之外,献血员选择和血浆筛查相关的法规标准以及与血液制品生产商一致的质量规程,包括以下内容:

● 在生产和质量控制过程中符合 GMP 的要求;

● 残留的血细胞(如血小板,白细胞)水平应该低于特定标准,这个标准的差异取决于不同国家和不同生产商要求;

● 蛋白含量,如果生产Ⅷ,可能还包含其最低平均活性水平;

● 确保血浆和抗凝剂有一个适当的比例(表6),并且要有证据表明在收集过程中,抗凝剂混合良好。(如没有凝块)

● 可接受的 ABO 血型抗体的最大滴度(有报道指出,在有 ABO 血型抗体存在或者其他血型抗体存在的情况下,静脉注射 IgG 和低纯度Ⅷ因子有发生溶血反应的风险[68])。欧洲药典规定:静脉注射用血浆产品放行时,ABO 抗体滴度要低于1:64。

● 血红蛋白的最高浓度;

● 没有溶血;

● 颜色;

● 没有乳光(由于脂类);

● 柠檬酸(抗凝剂)的含量范围(通常在 15 至 25 mM 之间);

● 当血浆用于生产超免 IgG,如抗-Rho、抗-HBs、抗破伤风和抗狂犬病时,特异抗体的最低效价。

## 6.9　用于分级分离血浆的放行

血站应能证明,每一袋血浆的放行都得到授权人的正式批准,最好有经过验证的信息技术(IT)系统辅助放行。用于分级分离的血浆放行标准,应该由质量保证部门和生产商制定、验证、记录和批准。

对于每一袋血浆,应有物理隔离和管理体系确保满足所有强制性的要求后,血浆才能被放行。在缺乏计算机系统对产品状态控制的情况下,每一批次血浆产品的标签都应该能够鉴定产品的状态,并且能够清楚地区分可以放行的血浆和未放行的(处于检疫期)的血浆。记录应该表明,血浆放行前,所有申报表格及相关的医学记录和检测结果都已由授权人确认。

终产品放行前,如果血浆是来自于以前的献血员,那么应该与以前的记录进行比较,然后确保目前的记录能准确反映献血员的历史。

如果由于对血浆质量和安全性具有潜在的影响使终产品不能放行,所有来自从同一份血浆的其他相关的组分都应该进行鉴定。检查确认(如果相关)来源于同一份血浆的其他组分,或者来自同一个献血员的以前其他血浆或成分应进行鉴定。如果合适,要及时更新该献血员的记录,确保该献血员不能再献血。

### 6.9.1　使用电子信息系统的血浆放行

如果使用电子信息系统(EIS)来管理,需要特别记录证据,确保只有在满足所有要求的情况下,该系统才能正确放行血浆。以下几点需要核对:

● EIS 应验证以确保其安全性,防止没有达到所有检测和献血员筛选标准的血浆被放行的可能性。

● 关键数据的手工输入,比如说实验室检测结果,应该由第二个授权人来进行独立的确认。

● 应确定不同层次的人员可以进行输入、修改、阅读和打印数据的权限。应有防止未被授权人接触数据的方法,定期更换个人的身份验证码和密码。

● EIS 可以阻止达不到放行要求的血浆和血液成分的放行。应有办法阻止不合格献血员再次捐献。

## 6.10 血浆的包装

血液制品生产商应对包装要求做出明确规定。规程要求应包括以下信息:

● 血浆容器如何包装以防止运输过程中的破损;

● 不同种类的血浆应该分开存放,用不同的纸箱包装;

● 每一个纸箱都应该有一个独特的验证码或者条形码。应清晰地贴在纸箱上,并且记录在装运文件中。

## 6.11 血浆的运输

虽然可以把运输看做是存储的延伸,一些额外的要求还是需要的。由于额外要求,运输过程中的风险提高。在以下情况下,血浆的风险会增高:

● 储存和运输条件改变时的责任(特别是当负责存储和运输的人,对温度升高产生的影响缺乏了解时,这常常发生在委托运输的情况下)。

● 血浆从一个冷冻间或存储室转移到另一个时(特别是在周围环境温度的短暂暴露时,如在血站或生产商的装卸)。

● 当冷冻系统出现问题不能用,没有备用设备时(如需要持续数周的海上运输)。

正如在血浆存储中提到的,在血浆的运输过程中需要有冷链的维护保养。在运输过程中,温度控制和监测计划应明确并做好记录。在运输过程中,温度检测设备的数量和位置应该基于对整个过程文件化的风险评估。运输过程中温度的设定和保持应由生产商根据相关的法规确定。

在运输过程中个人和机构的职责应该明确规定;特别是对书面的交接检查要求应进行规定。按照质量规程对产品质量进行最终确认的职责属于生产商质量管理部门。

为了确保不稳定蛋白如 FⅧ 的最佳回收,表 7 总结了血液和血浆处理的建议。需要记住的是:这些建议需要经过检验,初始血浆中因子Ⅷ的含量和最终因子Ⅷ浓制剂的回收之间的关系是不清楚的[40,69]。可能是由于工业化冷沉淀[70]、纯化过程以及病毒去除,使部分因子Ⅷ发生丢失。

表7　血浆分离工艺中因子Ⅷ稳定性的优化

| 步骤 | 建议 |
| --- | --- |
| 在血浆分离前全血的储存 | ● 在 22℃ ±1℃,存储18 到 20 小时<br>● 在 4℃存储最多达 8 小时 |
| 冻存 | ● 越快越好,在全血采集或单采后 24 小时内 |
| 冻存的速度和温度 | ● 根据血浆分级分离和产品上市销售所在国家的相关规定,由血浆分离商制定。<br>● −20℃或者更低 |
| 存储温度 | ● −20℃或者更低,保持恒定 |
| 运输温度 | ● −20℃或者更低,保持恒定 |

注意:与采集全血相比,单采的血浆可以在采集程序结束后迅速冻结。

## 6.12　召回系统

在知道或者怀疑某份血浆有质量缺陷,但已经被运走的情况下,血站应推举工作人员去评估是否需要将产品召回,并且启动和协调需要采取的行动。应有有效的召回程序,包括职责描述以及需要采取的措施。应在规定的时间内采取行动,包括追踪与该份血浆相关的组分,如果可行,应该包括回顾程序。

## 7　质量保证体系和药品生产质量管理规范

在血浆衍生品的生产中,用于分级分离的人血浆是唯一的关键性的原材料。血浆分级分离厂商,只能使用接受国家监管当局检查和批准的血站所提供的血浆进行生产。如果将强制性的安全性检测实验进行外包,那么外包实验室必须接受检查并获得批准。制备血浆的血站必须贯彻执行标准,以确保用于分级分离的血浆的安全性和质量。在血站,按照药品生产质量管理规范(GMP)的基本原则,有效的质量保证体系(QA)体系确保这些标准得以实施。

QA 体系应能确保所有关键的过程如原材料、起始原料的购买、献血员的筛选、血液和血浆的采集,血浆的生产、储存、实验室检验、分发以及与质量控制相关的措施等以合适的指令详细说明,这些都应该遵循 GMP 的基本原则,并且符合相关的法规规定。管理层应该定期检查该体系,以确认其有效性,并且必要时引入整改措施。

由于血站实施的质量标准对于血浆的质量有着深刻的影响,因此血站和生产厂商之间在签定血浆供应合同时,对标准的实施应达成一致(附件 5)。药品监管当局应该确认已签署了这样的协议,并且符合强制性法规的要求。

血站应该建立和维持一个有效的和具有可操作性的、覆盖所有活动的、遵循 GMP 基本原则的质量保证体系。对于分级分离血浆生产,下面的几个方面是和 QA 体系密切的部分[71]。

### 7.1　组织机构和人员

应有组织结构图显示血站的层级管理结构,并且清晰标明线性责任关系。所有人员都必须具备相应的资质和经验以保障任务的执行,并且应该为他们提供岗前和继续培训。只有经过按规定程序和文件授权过的人员才能进行血浆的生产和控制。这些任务和职责应有清晰文件化并能很好理解。所有的人都必须有一个清晰的、文件化的和及时更新的工作描述。

应有针对工作人员特殊任务的、合适的培训程序,并且应该至少包括:

● 相关的血浆生产的原理和血浆特性;

● QA 和 GMP;

● 相关的微生物和卫生的知识。

培训应文件化,培训记录必须保存。培训项目的内容应定期评估。

对于特定的任务,比如血液的分离或者病毒安全性检查,如果是在血站外完成,应该有特殊的书面协议合同。该合同应该确保合同的接受方在进行供方相关活动时,满足所有的 GMP 要求。

## 7.2 文件系统

每一个可能影响血液和(或)血液成分的活动都应该记录存档。对所有的文档应进行设计,确保所做的工作标准化,各步操作可追溯性。文件应能使所有步骤和数据便于检查核对,所有文件应可追溯和可靠。应该建立文件控制程序,用于审核、修订以往的文件和进行文件归档。同时也应该有文件分发的列表。所有文件变更应及时进行,并由授权的人审核、签署日期及名字。对文件程序应设计、建立、验证,并且持续培训相关人员。

## 7.3 厂房设施和设备

厂房设施的选址、建设、调试和保养应与其所进行的操作相符。厂房设施的设计应有利于清洁和保养以降低污染的风险。应按合理的顺序进行每一个区域的任务,以降低差错风险。

所有的关键的设备都应该按照使用目的进行设计、验证和保养;并且对献血员和操作人员没有危害。应定期进行维护、清洁和校验,并且进行记录。应有使用、保养、服务、清洁和卫生的操作说明书。对每一种设备,都应有当发生故障时,应采取行动的详细的操作规定。在安装和授权使用前,应确认新的和维修后的设备应满足资质要求。资质要求结果应记录存档。

## 7.4 物料

只有来自经批准的供应商,并且满足文件规定的要求和标准的试剂和材料才能使用。其他相关的材料、试剂和设备也应满足地方法规对医疗仪器的要求。应对收到的货物进行合适的检查,确认它们达到相关的要求。货架记录(台账)应确保可追溯性。关键材料使用前,应经过质量保证部门批准。

## 7.5 验证程序

涉及分级分离血浆生产和质量控制的所有过程和设备都应该进行验证。应有数据确保终产品满足规程标准要求。

## 7.6 质量监测数据

血浆质量的控制应该按照规定的取样计划进行,取样计划应考虑不同的采集和生产点、运输方式、制备方法和所使用的设备。接受标准的制定应基于各种用于分级分离的血浆所规定的规程。这些数据包括Ⅷ因子监测,或者由血液制品厂商确定的其他蛋白的质量标准,并且按照血液制品厂商要求,监测残留的细胞数(如血小板、白细胞和红细胞)。应用前,所有的质量控制程序应验证。

病毒的安全性试验应该按照试剂和检测试剂盒的生产厂家建议进行。工作记录应该能够证实所使用的检测方法可以确保录入的数据,如计算结果,可用于审查。质量控制结果应该进行阶段性的审查。

如果检测结果不能满足特定的规定标准,则应该进行确认试验确保来自该献血员的血浆仍然在检疫期,并且相关的样本要保存用于进一步的测试。如可能,检测程序的执行应该用正式的性能检测系统进行定期评估。

## 7.7　病毒安全性检测

### 7.7.1　取样

确保取样正确进行,下面是实际须要考虑的方面:

● 取样机:

➢ 自动取样:测试的样本应能自动采取,献血员的编号应能从条形码上读出。在自动系统故障的情况下,应有捐献血浆记录手工输入的合适系统,并且要求进行数字检查双重输入;

➢ 采样机的验证:取样机应验证,并且应有验证报告;

➢ 校验:采样机应该定期校验,并有记录。

● 核对平衡:在病毒实验室收到样本时,实际收到的样本应该和期待的样本进行核对平衡。

### 7.7.2　检验设备

下面是一些实际需要考虑的方面,确保用于病毒检测的设备能够运行良好:

● 加样:把样品加到测试板的过程应该是自动的,并且应该包括测试板上的条形码鉴定。

● 检测过程:在理想的状态下,检测的过程应该是自动的。如果试剂的添加是手动的,应有完整的记录。

● 设备:移液器、孵育箱和其他设备应经过充分验证,定期校验,并保持良好的记录。

### 7.7.3　检测方法性能验证

检测方法性能验证的目的是,确保在整个血浆收集过程中所使用的病毒检测方法的可靠性。需要考虑的包括:

● 每一次测试应包括单独的对照;

● 阳性对照的分析;

● 不可重复反应的数据分析(参考 7.7.5);

● 有参加外部性能比对研究满意的证据。

### 7.7.4　测试判读和下载

病毒安全性检测的结果在被正式接受前,应该由主管人员审核。可被接受的数据应该直接从电脑主机上下载,或者手工下载应该有安全体系,确保样品正确放行。当可能引入错误时,结果不应转录。

### 7.7.5　结果具有反应的追踪

以下情况需给予特别关注:

- 初次反应性的确证:应采用安全系统鉴定初次反应性;
- 重复反应性:应有可接受的系统确认重复反应性,包括取样、标记、检测和结果的录入;
- 重复反应的编辑:对于重复反应性,采用计算机的算法编辑反应状态,或者由两个工作人员完成编辑工作;
- 延迟系统:对重复反应性应有合适的延期献血体系;
- 延期献血员的再进入:应有合适的文档管理。

## 7.8  电子信息系统

血站引入电子信息系统(EIS)是非常重要的,该系统涉及用于分级分离血浆的制备,并且也可以链接其他血站,有利于快速追溯每一个献血员。在整个血浆产品生产链条中及时鉴定血浆所处位置。

所有的软件、硬件和备份程序在使用前应该进行验证,并每年至少检查一次,以确保其可靠性。系统应该防止使用重复的献血员号码,或者系统可以处理重复的编码而不引起数据的损坏。

硬件和软件应能阻止未授权使用(如通过关键功能密码保护),对每个类型的硬件和软件,应有程序详细描述当发生故障时所采取的行动。

应有备份程序,当预期的和不可预测的停机或功能故障发生时,应防止发生记录丢失。计算机系统发生变更时应进行验证,当这些改变引入日常使用前,应进行文件修订改版和人员培训。EIS应一直保持验证过的状态。

## 7.9  存储和运输

常规的存储和运输应该以安全和受控的方式来进行,以确保整个存储和运输过程中产品的质量,并且防止血浆单位鉴定错误。中间储存和运输应该在规定条件下进行,以确保满足设定的要求。

## 7.10  变更控制系统

对于影响血液成分质量、可追溯性、获得性或有效性,或血液成分、献血员、病人安全性的因素所有变更,应有正式的变更控制体系对所有变更进行计划、评估和文件记录。应评估提出变更的潜在影响,并决定是否需要进行额外的检验和验证。

## 7.11  质量保证审核

为了监测和实施血站的质量管理系统,需要进行定期内部审计。内部审计应该由机构内部经过培训并且胜任的人员,按照批准的方案进行。应积极提倡内部审计。

应记录所有的审计结果并向管理层汇报。应采取合适的整改行动。应记录预防和整改行动,评价整改实施后效果。通常说来,血站应该有系统改进的措施。这些改进措施来源于投诉、错误、检查、审计和建议。

## 7.12　缺陷报告制度

应有体系确保投诉、所有的质量缺陷(如:血浆袋或者检测试剂盒),以及不良事件或反应都被记录存档,开展详细的原因调查,必要时对防止再次发生所实施的整改行动进行追踪。这些程序也适用于"未遂事件"。这些整改和预防行动体系应该能够确保不合格的产品和质量问题得以纠正,并且防止类似问题的再次发生;按照达成一致的程序,通知血浆分级分离厂商。血站应有方法和程序,使产品和质量问题进入整改和预防行动系统。

## 7.13　血站与血浆分级分离厂商间的质量协议

血站的质量体系对于血浆的质量是非常关键的,重要的组成元素应该在质量协议中明确规定——作为血浆供应合同的附件。质量协议至少应写明以下领域的内容:
- 对特定的献血员选择标准(由国家管理当局批准)达成一致;
- 接受或排除献血员的标准,包括献血员身份确认以及自我排除可能性的措施;
- 献血人群的流行病学监测和报告制度;
- 血站的选址(以及任何关键质量功能的机构选址,如血浆检测实行外包);
- 献血频率,应确保捐献频率不超过允许规定;
- 献血员筛选以及血浆的检测的要求,包括混合小样制备和检测的规定;
- 验证程序及相关检测试剂和试剂盒的批准;
- 记录保存,包括献血员和血浆追溯的程序;
- 待供血浆的规程要求,包括确认与规程要求一致的程序,以及相关的文件;
- 用于血液/血浆采集和供应的容器的规程要求;
- 每份血浆标签的详细要求(贴标签的胶水不应对血浆产品质量产生影响);
- 血浆的冻存、存储和运输程序;
- 告知事件,包括献血后通知的程序;
- 程序变更建议的审核和批准程序;
- 血浆分级分离厂商对血站进行审计的程序和双方同意的审计频率;
- 血站进行管理性检查、频率及结果告知血浆分级分离厂商的程序。

## 7.14　血站/血浆站的审核和检查

GMP 要求监管机构和血浆分级厂商应该就关键性原材料的质量建立信任基础。就血浆而言,通过以下四个基本规定建立信任基础:
- 批准提供血浆的血站名单(由血浆分级分离厂商和监管机构批准);
- 批准可供应血浆的血站所制定的质量规程的合同协议,或者附属于供货合同的技术协议;
- 血站定期审核确认质量程序的实施是否令人满意(这些审计应该以书面形式向血/浆站报告,并且确认补救措施);
- 用关键质量参数趋势分析、监测所提供血浆的质量。

血站/浆站的建立通常需要进行独立的检查和经相关的监管机构批准。这些检查应该以合同的形式在血浆供应者和分级分离厂商之间确定下来,并且由进行血浆准备的国家的相关监管机构来监管。血/浆站应有这些检查的书面报告以及双方同意的整改报告。监管检查报告以及相关的整改方案,应该按照血浆供应合同中规定,由浆站提供给血浆分级分离厂商。

# 8 分级分离血浆的管理控制

## 8.1 国家管理当局的职责

按照 WHO 关于国家管理当局对于生物制品的质量保证指南的要求[72,73],国家管理当局应确保所有的生物制品,不论是进口的或是本地生产的,具有很好的质量、安全性和有效性,并且确保生产商遵守质量保证标准和 GMP。国家管理当局的职责应该包括强制执行和实施国家法规,建立合适的标准和质量控制方法。血液产品生产质量、安全性和一致性的评估和控制涉及对起始原料、生产过程和用于每一批产品特性检测方法的评估。这些需要国家管理当局相关专家的支持。

## 8.2 血(浆)站许可和检查

在许多国家,国家管理当局基于给血站发许可证、定期检查、强制执行法规要求和可行性标准,实施管理和控制体系。

按照血液制品生产的国际 GMP 标准,下面的两条主要的原则对于作为起始原料的血浆控制非常重要的:

● 质量保证应该涵盖终产品生产的每一个环节,从血浆采集(包括献血员的选择)到存储、运输、生产加工、质量控制和终产品发放。

● 作为用于医疗产品生产原材料的血液/血浆应该由血站来采集;并且在经国家管理当局检查和批准的实验室中进行检测。

GMP 要求中的这两点总结了一个重要的基本原则,该原则适用于血浆衍生品的生产和血浆作为一种起始原料的要求。大部分的国家监管机构因此要求涉及收集和储存血浆作为原材料的血站(如单采血浆中心和血站),需要有血站许可证,并且需要接受国家管理当局的检查。为了获得执照,血站必须达到一系列既定的标准,以保证所采集的血浆安全优质。因为采集的每一单位血浆代表单一批次,所有的国家都不要求将血浆作为一种"产品"进行上市许可。在后一种情况下,"体系控制"代替"产品控制"更加适合。除了血站许可体系外,一些国家也建立针对血液成分的产品特异的批准系统。

## 8.3 GMP 的影响

在生产医疗产品的过程中执行 GMP 原则,并不是新探索。人们已广泛认识到对于确保医疗产品的安全和质量很有必要。对于血液制品而言,由于产品的生物学特性,实施 GMP 更加重要和更加复杂。因此,考虑 GMP 的原则和拥有适合的质量保证系统,在血液制品生产的所有步骤,强调和执行这些要求对于分级分离用血浆的制备是至关重要的。正如在前面章节中提到的,在血制品的生产过程中执行 GMP 是必须的,质量保证和 GMP 应该涵盖所有阶段,包括作为起始原材料的血浆采集。在血站中实施和强制执行 GMP 具有以下意义:

● 在血液成分的采集、制备和检测的所有环节引入质量保证的原则;

- 支持对每一次捐献的献血员筛选标准的全面执行；
- 在采集、制备、检测和分发过程中减少差错和技术问题；
- 有助于严格遵守安全和质量要求放行产品；
- 确保对每份献血产品进行充分记录和完整的可追溯性；
- 有利于血浆采集、制备和起始材料检测持续改进；
- 支持区域性的合作网络，通过集中活动从而形成实力中心，以达到与要求水平（实施质量保证措施的成本-效益）一致；
- 为国家监管当局提供方法评估血站是否符合要求。

应有国家管理当局负责对血/浆站颁发许可证的体系。获得许可证需要达到的主要要求包括：

- 从血液捐献到血浆制备、储存、检测和分发的所有步骤都应执行质量保证系统和GMP；
- 涉及血浆采集、检测、加工处理、存储和分发的人员，应有合适的资质，并提供及时及相关的培训；
- 需要有足够的设施和设备；
- 应该建立确保血浆具有可追溯性的体系；可追溯性应能通过献血员、捐献血浆、产品和实验室样本的准确认定程序，以及通过记录保存和使用适合的标记系统追溯；
- 献血员选择要求，包括有风险行为的献血员的剔除标准；有关风险情况及血液捐献常识等信息应向献血员提供；并且使用问卷调查获得献血员的健康信息。
- 每份血浆的检测的要求；
- 关于追溯和记录的要求；
- 捐献后的信息告知系统。

## 8.4  检查

进行定期检查是颁发许可证过程的一部分内容，要求强制实施 GMP，其目的是确保血站与现行的法规相一致。国家管理当局检查员的职责是确保生产企业和血/浆站（包括把血浆收集起来作为原材料的基地）遵守批准的 GMP 和质量保障标准。

检查应该由代表国家管理当局的官员进行。检查人员应该是非常专业的检查员，受过GMP 检查的专业培训，并且应该熟悉血库技术，以及血浆收集过程中质量保证的特殊要求。检查应该遵循共同的检查程序，这包括：

- 首次会议；
- 血站参观；
- 检查主要的区域和活动；
- － － － 献血员的接受和确认
- － － － 献血员的合适性
- － － － 采集程序
- － － － 加工和取样
- － － － 血浆冻存
- － － － 检测和检测结果的可获得性

－－－－ 单位血浆的放行

－－－－ 质量保证（包括自检和变更控制）

－－－－ 文件（SOP、记录、献血员记录文件和日志）

－－－－ 人员和组织机构

－－－－ 确认和过程验证

－－－－ 差错及整改系统

－－－－ 追溯信息、召回和投诉

－－－－ 产品质量控制

● 末次会议，总结检查的结果；

全面检查应该包括观察工作人员的操作并且与确定的书面程序要求相比较。在"系统控制"中，检查不应只看作是 GMP 检查，也是通过检查特定产品的验证和质量控制进行间接的产品质量评估。

应有书面的报告总结检查的主要方面，包括检查范围、公司描述、列举缺陷、进行说明和分类（如关键、重大或者轻微），并做出结论。书面报告应该报送公司。对于发现的问题，为防止问题再发生公司所采取的或计划采取的整改措施，应通知国家管理当局。如果需要的话，应该进行跟踪检查，比如对特定的整改行动进行检查。

当检查结果或者产品质量与要求严重不符时，国家管理当局有权撤销血站的许可证。

有关采集和起始材料控制、人血或血浆，以及血液来源的医疗产品制备过程中的程序，应记录存档，作为上市许可档案资料的一部分。

总结，对血站实施"颁发许可证"和检查系统，已经成为一个重要的管理措施，通过这种管理国家监管机构可以确保血浆作为原材料用于分离的质量。应用这些国际标准不仅可以促进国家之间的和谐，也可以促进区域合作与国家管理当局之间的信息交换。

# 9 作者

该指南由以下人员参加：

Dr T. Burnouf, Human Plasma Product Services, Lille, France;

Dr A. Padilla, World Health Organization, Geneva, Switzerland;

Dr C. Schärer, Swissmedic, Swiss Agency for Therapeutic Products, Bern, Switzerland;

Dr T. Snape, Consultant, Pickering, North Yorkshire, UK;

Dr P. Strengers, International Society of Blood Transfusion, Amsterdam, the Netherlands;

Professor S. Urbaniak, Regional Transfusion Centre, Aberdeen, UK;

Professor W. G. van Aken, Professor of Medicine, Amsterdam, the Netherlands.

## 本文稿经以下机构讨论

Representatives of National Regulatory Authorities, National Blood Programs and to the respective WHO Regional Advisors in all the WHO Regional Offices. Plasma fractionators were consulted through their respective plasma fractionation associations or through theregulatory agencies in their countries. Both the Plasma Protein TherapeuticAssociation and the International Plasma Fractionation Association presented consolidated comments of their Members.

对本文稿准备及讨论过程中提出建议和意见的以下专家表示感谢：

Lic. M. P. Alvarez, Departamento Biológicos, CECMED, Havana, Cuba; Dr. R. S. Ajmani, Intas Pharmaceuticals Ltd, Chinubhai Centre, Ahmedabad, India; Dr D. Armstrong, Natal Bioproducts, South Africa; Dr. T. Barrowcliffe, National Institute for Biological Standards, Potters Bar, Herts, UK; Dr C. Bianco, America's Blood Centers, Washington DC, USA; Dr R. Büchel, Plasma Protein Therapeutics Association (PPTA) Source, Brussels, Belgium; Dr E. A. Burgstaler, Transfusion Medicine, Mayo Clinic, Rochester, Minnesota, USA; Mr A. Cadiz, Empresa Productora de Sueros y Hemoderivados, La Habana, Cuba; Dr F. Cardoso de Melo, Agencia Nacional de Vigilancia Sanitaria, Ministerio da Saude, Brasilia, Brazil; Dr B. Cuthbertson, Scottish National Blood Transfusion Service, Edinburgh, UK; Dr A. M. Cheraghali, Iran Blood Transfusion Organization, Tehran, Iran; Dr N. Choudhury, Prathama Blood Center, Vasna, Ahmedabad, India; Dr J. R. Cruz, Regional Advisor Laboratory and Blood Services, AMRO/PAHO, Washington, USA; Dr. F D cary, Héma – Québec, Canada; Dr N. Dhingra, World Health Organization, Geneva, Switzerland; Dr R. Dodd, American Red Cross, USA; Dr J. Epstein, Office of Blood Research and Review, FDA Center for Biologics Evaluation and Research, Bethesda, Maryland, USA; Mr T. Evers, International Plasma Fractionation Association (IPFA), Amsterdam, the Netherlands; Ms M. Farag, Egyptian Regulatory Authority, Cairo, Egypt; Professor A. Farrugia, Office of Devices, Blood and Tissues, Therapeutic Goods Administration, Woden, Australia; Dr B. Flan, Laboratoire Fran ais du Fractionnement et des Biotechnologies, les Ulis, France; Dr J. C. Goldsmith, Office of Blood Research and Review, FDA Center for Biologics Evaluation and Research, Bethesda, Maryland, USA; Ms K. Gregory, AABB, Bethesda, MD, USA; Ms M. Gustafson, Plasma Protein Therapeutics Association, Washington, USA; Mrs T. Jivapaisarnpong, Department of Medical Sciences, Ministry of Public Health, Nonthaburi, Thailand; Dr H. Klein, National Institutes of Health, Clinical Research Center, Transfusion Medicine, Bethesda, MD, USA; Dr. J. Kurz, Federal Ministry of Health and Women, Medicines & Medical Devices Inspectorate, Vienna, Austria; Professor J. Löwer, Paul Ehrlich Institute, Langen, Germany; Mrs B. Mac Dowell Soares, Agencia Nacional de Vigilancia Sanitaria, Brasilia, Brazil; Dr E. Al Mansoori, Drug Control Department, Ministry of Health, United Arab Emirates; Dr M. Maschio, Plan Nacional de Sangre, Buenos Aires, Argentina; Dr A. Miller, Blood National Program, Montevideo, Uruguay; Dr S. Park, Korea Food and Drug Administration, Seoul, South Korea; Professor I. Peake International Society on Thrombosis and Haemostasis, University of Sheffield, Sheffield, UK; Dr F. Reigel, Swissmedic, Swiss Agency for Therapeutic Products, Bern, Switzerland; Dr A. Robinson, NHS Blood and Transplant, National Health Service, UK; Mr D. Sato, Ministry of Health and Welfare, Japan; Professor E. Seifried, German Red Cross, Institute of Transfusion Medicine and Immunohaematology, Frankfurt/Main, Germany; Professor R. Seitz, Paul Ehrlich Institute, Langen, Germany; Dr G. Silvester; European Medicines Evaluation Agency, London, UK; Dr L. S. Slamet, National Agency of Drug and Food Control, Indonesia; Dr T Simon, Tricore, USA; Professor J. H. Trouvin,

Afssaps, Paris, France; Dr F. Vericat, Grifols, Barcelona, Spain; Dr E. Voets, Biological Standardization, Scientific Institute of Public Health, Federal Public Service Health, Brussels, Belgium; Professor G. N. Vyas, University of California, San Francisco, California, USA; Dr M. Weinstein, Office of Blood Research and Review, FDA Center for Biologics Evaluation and Research, Rockville, Maryland, USA; Mrs M. Wortley, Haemonetics, Braintree USA; Professor H. Yin, Biological Products, State of Food and Drug Administration, Beijing, People's Republic of China; Dr Mei – Ying Yu, Office of Blood Research and Review, FDA Center for Biologics Evaluation and Research, Rockville, Maryland, USA. Special thanks are also due to Dr T. Burnouf for the compilation and professional follow up of the significant number of contributions received during the Consultation process. Dr T. Burnouf and Dr A. Padilla, WHO Project Leader prepared the final manuscript of these Guidelines.

# 10  参考文献

[1] Resolution WHA 58.13. Blood safety: proposal to establish World Blood Donor Day. In: Fifty-eighth World Health Assembly. Geneva, World Health Organization, 2005.

[2] Requirements for the collection, processing and quality control of blood, blood components and plasma derivatives. In: WHO Expert Committeeon Biological Standardization, Forty-third Report. Geneva, World HealthOrganization, 1994; Annex 2 (WHO Technical Report Series, No. 840).

[3] WHO Guidelines on viral inactivation and removal procedures intended to assure the viral safety of human blood plasma products. In: WHO Expert Committee on Biological Standardization. Fifty-second Report. Geneva, World Health Organization, 2004, Annex 4 (WHO Technical Report Series, No. 924).

[4] Piet MP et al. The use of trin-(butyl) phosphate detergent mixtures to inactivate hepatitis viruses and human immunodefi ciency virus in plasma and plasma's subsequent fractionation. Transfusion, 1990, 30:591 – 598.

[5] Ala F, Burnouf T, El-Nageh M. Plasma fractionation programmes for developing economies. Technical aspects and organizational requirements. Cairo, WHO Regional Publications, 1999 (Eastern Mediterranean Series).

[6] Prowse C. Plasma and Recombinant Blood Products in Medical Therapy-Appendix 1. Chichester, John Wiley & Sons, 1992.

[7] Burnouf T, Radosevich M. Reducing the risk of infection from plasma products: specifi c preventative strategies. Blood Reviews, 2000, 14:94 – 110.

[8] Kreil TR. West Nile virus: recent experience with the model virus approach. Developments in Biologicals, 2004, 118:101 – 105.

[9] Remington K et al. Inactivation of West Nile virus, vaccinia virus and viral surrogates for relevant and emergent viral pathogens in plasma-derived products. Vox Sanguinis, 2004, 87:10 – 18.

［10］ Schmidt I et al. Parvovirus B19 DNA in plasma pools and plasma derivatives. Vox Sanguinisuinis, 2001, 81:228.

［11］ Blumel J et al. Parvovirus B19 transmission by heat-treated clotting factor concentrates. Transfusion, 2002, 42:1473 – 1481.

［12］ Committee for Medicinal Products for Human Use. Guideline on the scientifi c data requirements for a plasma master fi le (PMF). London, European Medicine Evaluation Agency, 2004 (EMEA/CPMP/BWP/3794/03) (http://www. emea. eu. int).

［13］ Anonymous. Guide to the preparation, use and quality assurance of blood components. 13th ed. Strasbourg, Council of Europe Publishing, 2007.

［14］ Sarkodie F et al. Screening for viral markers in volunteer and replacement blood donors in West Africa. Vox Sanguinis, 2001, 80:142 – 147.

［15］ Pereira A, Sanz C, Tassies D, Ramirez B. Do patient-related blood donors represent a threat to the safety of the blood supply? Haematologica, 2002,87:427 – 433.

［16］ Roth WK et al. NAT for HBV and anti-HBc testing increase blood safety. Transfusion, 2002, 42:869 – 875.

［17］ Tabor E. The epidemiology of virus transmission by plasma derivatives:clinical studies verifying the lack of transmission of hepatitis B and C viruses and HIV type 1. Transfusion, 1999, 39:1160 – 1168.

［18］ Wang B et al. Prevalence of transfusion-transmissible viral infections in fi rsttime US blood donors by donation site. Transfusion, 2003, 43:705 – 712.

［19］ Dodd RY, Notari EP, Stramer SL. Current prevalence and incidence of infectious disease markers and estimated window-period risk in the American Red Cross blood donor population. Transfusion, 2002, 42:975 – 979.

［20］ Watanabe KK, Williams AE, Schreiber GB, Ownby HE. Infectious disease markers in young blood donors. Retrovirus Epidemiology Donor Study. Transfusion, 2000, 40:954 – 960.

［21］ Muller-Breitkreutz K, Evers T, Perry R. Viral marker rates among unpaid blood donors in Europe decreased from 1990 to 1996. Euro Surveillance, 1998, 3:71 – 76.

［22］ Committee for Medicinal Products for Human Use. Guideline on epidemiological data on blood transmissible infections. For inclusion in the guideline on the scientifi c data requirements for a plasma master fi le. London, European Medicine Agency, 2005 (EMEA/CPMP/BWP/3794/03:EMEA/CPMP/BWP/125/04) (http://www. emea. eu. int).

［23］ Hellstern P et al. The impact of the intensity of serial automated plasmapheresis and the speed of deep-freezing on the quality of plasma. Transfusion, 2001, 41:1601 – 1605.

［24］ Runkel S, Haubelt H, Hitzler W, Hellstern P. The quality of plasma collected by automated apheresis and of recovered plasma from leukodepleted whole blood. Transfusion, 2005, 45: 427 – 432.

［25］ Burnouf T, Kappelsberger C, Frank, K, Burkhardt T. Protein composition and activation markers in plasma collected by three apheresis procedures. Transfusion, 2003, 43:1223 –

1230.

[26] Anonymous. Monograph of human plasma for fractionation 01/2005:0853 corrected. European Pharmacopoeia, Strasbourg, 2005.

[27] Pink J, Thomson A, Wylie B. Infectious disease markers in autologous and directed donations. Transfusion Medicine, 1994, 4:135 –138.

[28] de Wit HJ, Scheer G, Muradin J, van der Does J. A. Infl uence of the primary anticoagulant on the recovery of factor Ⅷ in cryoprecipitate. Vox Sanguinis, 1986, 51:172 –175.

[29] Griffi n B, Bell K, Prowse C. Studies on the procurement of blood coagulation factor Ⅷ. In vitro studies on blood components prepared in half-strength citrate anticoagulant 18 hours after phlebotomy. Vox Sanguinis, 1988, 55:9 –13.

[30] Prowse C, Waterston YG, Dawes J, Farrugia A. Studies on the procurement of blood coagulation factor Ⅷ in vitro studies on blood components prepared in half-strength citrate anticoagulant. Vox Sanguinis, 1987, 52:257 –264.

[31] Rock G, Tittley P, Fuller V. Effect of citrate anticoagulants on factor Ⅷ levels in plasma. Transfusion, 1988, 28:248 –253.

[32] Beeck H et al. The infl uence of citrate concentration on the quality of plasma obtained by automated plasmapheresis: a prospective study. Transfusion, 1999, 39:1266 –1270.

[33] Burgstaler EA. Blood component collection by apheresis. Journal of Clinical Apheresis, 2006, 21:142 –151.

[34] Burgstaler EA. In: McLeod BC, Price TH, Weinstein R, eds. Apheresis: Principles and Practice. 2nd ed. AABB Press, 2003:95.

[35] Burnouf T, Kappelsberger C, Frank K, Burkhardt T. Residual cell content in plasma from 3 centrifugal apheresis procedures. Transfusion, 2003, 11:1522 –1526.

[36] Smith JK. Quality of plasma for fractionation does it matter? Transfusion Science, 1994, 15:343 –350.

[37] O'Neill EM. Effect of 24 –hour whole-blood storage on plasma clotting factors. Transfusion, 1999, 39:488 –491.

[38] Hurtado C et al. Quality analysis of blood components obtained by automated buffy-coat layer removal with a top & bottom system (Optipress (R) II). Haematologica, 2000, 85: 390 –395.

[39] Pietersz RN et al. Storage of whole blood for up to 24 hours at ambient temperature prior to component preparation. Vox Sanguinis, 1989, 56:145 –150.

[40] Hughes C et al. Effect of delayed blood processing on the yield of factor Ⅷ in cryoprecipitate and factor Ⅷ concentrate. Transfusion, 1988, 28:566 –570.

[41] Carlebjork G, Blomback M, Akerblom O. Improvement of plasma quality as raw material for factor Ⅷ:C concentrates. Storage of whole blood and plasma and interindividual plasma levels of fi brinopeptide A. Vox Sanguinis, 1983, 45:233 –242.

[42] Nilsson L, Hedner U, Nilsson IM, Robertson B. Shelf-life of bank blood and stored plasma with special reference to coagulation factors. Transfusion, 1983, 23:377 –381.

[43] Cardigan R, Lawrie AS, Mackie IJ, Williamson LM. The quality of freshfrozen plasma produced from whole blood stored at 4 degrees C overnight. Transfusion, 2005, 45:1342 – 1348.

[44] Hogman CF, Johansson A, Bergius B. A simple method for the standardization of centrifugation procedures in blood component preparation. Vox Sanguinis, 1982, 43:266 – 269.

[45] Hogman CF, Eriksson L, Ring M. Automated blood component preparation with the Opti system: three years´experience. Beitr Infusionstherapie, 1992, 30:100 – 107.

[46] Hogman CF, Eriksson L, Hedlund K, Wallvik J. The bottom and top system: a new technique for blood component preparation and storage. Vox Sanguinis, 1988, 55:211 –217.

[47] Kretschmer V et al. Improvement of blood component quality-- automatic separation of blood components in a new bag system. Infusionstherapie,1988, 15:232 –239.

[48] van der Meer P et al. Automated separation of whole blood in top and bottom bags into components using the Compomat G4. Vox Sanguinis, 1999,76:90 – 99.

[49] Pietersz RN, Dekker WJ, Reesink HW. Comparison of a conventional quadruple-bag system with a 'top-and-bottom' system for blood processing. Vox Sanguinis, 1990, 59:205 – 208.

[50] Masse M. Universal leukoreduction of cellular and plasma components:process control and performance of the leukoreduction process. Transfusion clinique et biologique, 2001, 8: 297 – 302.

[51] Seghatchian J. Universal leucodepletion: an overview of some unresolved issues and the highlights of lessons learned. Transfusion and Apheresis Science, 2003, 29:105 – 117.

[52] Gregori L et al. Effectiveness of leucoreduction for removal of infectivity of transmissible spongiform encephalopathies from blood. Lancet, 2004,364:529 –531.

[53] Chabanel A et al. Quality assessment of seven types of fresh-frozen plasma leucoreduced by specifi c plasma fi ltration. Vox Sanguinis, 2003, 85:250.

[54] Cardigan R. The effect of leucocyte depletion on the quality of fresh-frozen plasma. Br J Haematol, 2001, 114:233 – 240.

[55] Runkel S et al. The impact of two whole blood inline fi lters on markers of coagulation, complement and cell activation. Vox Sanguinis, 2005, 88:17 – 21.

[56] Smith JF, Ness PM, Moroff G, Luban NL. Retention of coagulation factors in plasma frozen after extended holding at 1 – 6 degrees C. Vox Sanguinis, 2000, 78:28 – 30.

[57] Swärd-Nilsson A-M, Persson P-O, Johnson U, Lethagen S. Factors infl uencing Factor VIII activity in frozen plasma. Vox Sanguinis, 2006, 90:33 – 39.

[58] Farrugia A. Plasma for fractionation: safety and quality issues. Haemophilia,2004, 10: 334 – 340.

[59] Fekete M, Kovacs M, Tollas G. The circumstances of freezing in the freezedrying process of haemoderivatives. Annales immunologiae Hungaricas, 1975, 18:229 – 236.

[60] Myllyla G. Factors determining quality of plasma. Vox Sanguinis, 1998, 74:507 – 511.

[61] Farrugia A, Prowse C. Studies on the procurement of blood coagulation factor VIII: effects of plasma freezing rate and storage conditions on cryoprecipitate quality. Journal of Clinical

Pathology, 1985, 38:433 –437.

[62] Farrugia A. Factor Ⅷ/von Willebrand factor levels in plasma frozen to  − 30 degrees C in air or halogenated hydrocarbons. Thrombosis Research, 1992, 68:97 – 102.

[63] Akerblom O. Freezing technique and quality of fresh-frozen plasma. Infusionstherapie und Transfusionsmedizin, 1992, 19:283 – 287.

[64] Carlebjork G, Blomback M, Pihlstedt P. Freezing of plasma and recovery of factor Ⅷ. Transfusion, 1986, 26:159 – 162.

[65] International Forum -What are the critical factors in the production and quality control of frozenplasma intended for direct transfusion or for fractionation to provide medically needed labile coagulation factors? Vox Sanguinis, 1983, 44:246 – 259.

[66] Rock GA, Tittley P. The effects of temperature variations on cryoprecipitate. Transfusion, 1979, 19:86 – 89.

[67] Kotitschke R et al. Stability of fresh frozen plasma: results of 36-month storage at  − 20℃ ,  − 25℃ ,  − 30℃ and  − 40℃ . Infusionstherapie und Transfusionsmedizin, 2000, 27:174 – 180.

[68] Buchta C, Macher M, Hocker P. Potential approaches to prevent uncommon hemolytic side effects of ABO antibodies in plasma derivatives. Biologicals, 2005, 33:41 – 48.

[69] Pepper MD, Learoyd PA, Rajah S. M. Plasma factor Ⅷ, variables affecting stability under standard blood bank conditions and correlation with recovery in concentrates. Transfusion, 1978, 18:756 – 760.

[70] Foster PR. Control of large-scale plasma thawing for recovery of cryoprecipitate factor Ⅷ. Vox Sanguinis, 1982, 42:180 – 189.

[71] PIC/S. PIC/S GMP guide for blood establishments. PE005-2, Pharmaceutical Inspection Convention 2004.

[72] Guidelines for national authorities on quality assurance for biological products. In: WHO Expert Committee on Biological Standardization, Forty-second Report. Geneva, World Health Organization, 1992; Annex 2 (WHO Technical Report Series, No. 822).

[73] Regulation and licensing of biological products in countries with newly developing regulatory authorities. In: WHO Expert Committee on Biological Standardization, Forty-fi fth Report. Geneva, World Health Organization, 1995; Annex 1 (WHO Technical Report Series, No. 858).

# 附录 1　血浆制品与临床应用

| 产品 | 主要适应证 |
|---|---|
| **白蛋白** | |
| 人血白蛋白 | 补充血容量 |
| **凝血因子** | |
| 因子Ⅷ[a] | 血友病 A |
| 凝血酶原复合物[b] | 复杂肝病;华法林或香豆素衍生物过量逆转[c] |
| 因子Ⅸ | 血友病 B |
| 因子Ⅶ | 因子Ⅶ缺乏症 |
| VW 因子(血管性血友病因子) | 血管性血友病因子缺乏症(3 型和严重性 2 型) |
| 因子Ⅺ | 血友病 C(因子Ⅺ缺乏) |
| 纤维蛋白原 | 纤维蛋白原缺乏症 |
| 因子ⅩⅢ | 因子ⅩⅢ缺乏症 |
| 活化凝血酶原复合物 | 有因子Ⅷ(或Ⅸ)抑制剂的血友病患者 |
| **蛋白酶抑制剂** | |
| 抗凝血酶 | 抗凝血酶缺乏症 |
| α1 抗胰蛋白酶 | 先天性 α1 抗胰蛋白酶缺乏症,并具有临床上明显的全腺泡型肺气肿 |
| C1-抑制因子 | 遗传性血管神经性水肿 |
| **抗凝剂** | |
| 蛋白 C | 蛋白 C 缺乏症 |
| **纤维蛋白胶[d]** | 局部止血/愈合/密封剂(手术辅助剂) |
| **肌肉注射免疫球蛋白** | |
| 普通(多价) | 预防甲肝(还有风疹等其他特异性传染病) |
| 乙肝 | 预防乙肝 |
| 破伤风 | 治疗或预防破伤风感染 |
| Anti-Rho(D) | 预防新生儿溶血病 |
| 狂犬病 | 预防狂犬病感染 |
| 带状疱疹 | 预防带状疱疹感染 |

| 产品 | 主要适应证 |
|---|---|
| **静脉注射免疫球蛋白** | |
| 普通(多价) | 免疫缺陷症的替代治疗剂 |
| 巨细胞病毒 | 预防巨细胞病毒传染(或者骨髓移植后) |
| 乙肝 | 预防乙肝(或者肝移植) |
| Rho(D) [d] | 预防新生儿溶血 |

a 一些含有血管性血友病因子的因子Ⅷ浓缩剂对血管性血友病治疗有效。

b 凝血酶原复合物含有因子Ⅱ、因子Ⅶ、因子Ⅸ和因子Ⅹ,每个产品的因子Ⅶ含量不同。

c 在纯化血浆产品缺乏的情况下,可以用作因子Ⅶ、因子Ⅹ或蛋白 C 缺乏症的替代治疗。只要有因子Ⅸ,就应该用来治疗血友病 B。

d 由富含纤维蛋白原的浓缩剂和富含凝血酶的浓缩剂混合得到的产品。

# 附录 2　献血员选择

## 1　前言

认识到安全的血液、血液组分及血浆衍生品供给的重要性,2005 年第 58 届世界卫生大会(WHA 议案 58.13)阐述了对"用合适的管理体系,周密组织、国家协调、可持续发展的血液计划的全面实施"的支持,并强调了"来自低风险人群义务的、无偿的献血员"的作用。血液、血液成分及血浆衍生品供给来自义务、无偿献血人群应当是所有国家的目标。

## 2　献血员告知信息

候选献血员应该得到解释,最好具有书面和口头两种形式,或者其他适当方式比如自行设计的问卷调查等,回答的问题必需包括献血员病史和个人行为习惯,以便决定是否符合献血或献浆。书面信息可以以传单的形式,说明与血液和血浆制品相关的感染风险,社会行为对感染风险和感染风险因素的影响等。这些信息通常应该由执业医师或者在执业医师指导下进行解释,解释血液或血浆捐献的排除标准。便利的沟通体系能确保候选献血员全面理解风险因素。

另外,当献血员捐献后感到不适或者忘记提及可能的风险因素的话,应要求尽快告知血站。这对用于制备分级分离血浆所捐献的血浆来说尤其重要,因为这样可以在血浆工业化混合前,将风险血浆剔除,以避免销毁混合血浆、中间品或者终产品的潜在需要。

## 3　与献血员选择标准一致

### 3.1　献血员的身份确证

在到达血液/血浆采集地点时,应要求献血员说明自己的姓名、住址和生日以证明自己身份,并提供永久性住址证明以建立可靠的联系方式,如电话号码,需要时采浆后可以联系献血员。献血员应该提供身份证明(比如身份证、护照、驾照等)。献血员的身份确认应该在静脉穿刺前进行。

### 3.2　保密性

血液/血浆采集中心(或移动采血点)的厂房设施及设置应能保证献血员面谈和选择过程中有足够的私密性,这样候选献血员将不会回避有关个人或隐私行为的问题,否则将会威胁到用于分级分离过程的捐献血浆的安全性。

### 3.3　问卷调查和面谈

献血员的评估应由具有合适资质的人员进行，评估员应进行献血员选择标准，必要时，进行包括面谈、问卷调查或一些更深入的其他问题的培训。为了获得有关献血员病史和一般状况的相关的和持续的信息，建议献血员对预先打印的问卷（一些地方正在开发计算机辅助自我管理式面试（CASI））进行阅读、填写并签名，问卷针对各种类型献血员不同（例如，首次献血员和定期献血员）。调查问卷的设计应使献血员很容易判断自己的健康状况。

候选献血员若有可通过血液/血浆制品进行传播的疾病的危险，通过阅读和回答献血员信息和（或）调查问卷，可以进行自愿的自我排除。这种自愿性自我排除也可以在献血后进行（比如通过电话）。候选献血员应要求签署献血/献血的知情同意书，表示其已理解献血/献血的道德责任。

### 3.4　体检、接受和延缓献血标准

#### 3.4.1　体检

首次捐献和随后的献血前以及定期单采血浆时，应按确定的程序由执业医师或医师助理进行体检。地方的国家监管机构通常和血站协商后，确定健康标准及体检过程中考虑的每一项可接受范围，比如体重、血压、心率和体温的测量或其他可能影响献血员和血制品安全的指标。

#### 3.4.2　记录及可追溯性

献血员及其病史和健康状况应由合适的计算机系统记录（若没有，可由手工系统记录），以确保他们所捐献的血浆有效追溯。这些信息可对献血员的健康状况，包括以前的暂缓献血情况（若存在），提供历史性回顾，这些信息也可用于进一步判断献血是否对用于分级分离血浆的质量和安全性构成危险。

#### 3.4.3　选择和排除标准

下面的因素对于选择最安全的献血员至关重要：

·排除标准的建立：相关的献血员接受、延期和剔除标准应由国家管理当局制定，并且作为国家要求在全国范围内应用。建立和实施有效的国家法规是他们的职责范围，地方监督管理机构应该强制实施该标准。根据血浆衍生物生产过程的特点，血制品企业也可以提出额外或替代的排除标准。比如，在有些国家，不能使用献血员首次捐献的血浆。

·延期献血：对于血浆用于分级分离的候选献血员，其永久或暂时延期标准应有明确的描述，并应公开，可包含在献血员的教育材料中。进行体检的内科医师应能确认献血员以前是否被延期，如果是，应知道何种原因。国际指导原则中永久延期的主要范例包括：血液传染性疾病的临床或实验室数据如感染 HIV、HBV、HCV；以前或现在静脉注射毒品。

其他暂时或永久性排除标准应包括：

·男同性恋；

·从事卖淫的男性或女性；

·血友病或其他凝血因子缺乏症，尤其是接受凝血因子治疗的人；

·性伙伴中有上述任意一项或献血员怀疑可能有上述风险因素的；

·献血前 12 月内有黄疸，这有可能是甲肝、乙肝或丙肝的临床指证；

·献血前12月内有过输血、成分输血或使用血液制品,因为输血是血液传播疾病的危险因素;

·献血前12月内有过纹身、伤痕、打耳洞、针灸等,这些操作有可能是病毒性疾病传播的媒介,除非有明确的证据表明这些操作在无菌环境下进行。

对于血液细胞组分相关的危险因素,应就其排除标准制定特定的政策,虽然它对血浆分离及血制品的生产不会产生安全问题。例如,对于 HTLV 感染(如在此疾病高发的地区旅游)的危险因素可能成为血液组分捐献的排除标准,虽然该病毒不通过血浆制品传播。不建议对同一全血分离得到的制品(比如浓缩红细胞和分级分离用血浆)建立两种筛选和质量标准,因为在血液采集中心本身就可能产生操作失误或差错的风险。

### 3.4.4 恢复

当应用暂时延期标准时,应有针对献血员恢复的特别程序,由经过训练的人员执行。有些排除标准是暂时性的(如危险因素已通过鉴定),一旦通过了进一步检查或排除时间过期,可以取消暂时性排除。

### 3.4.5 程序

依据此标准,在血液/血浆采集中心,应有书面程序对献血员的接受和延期标准进行控制。该程序应符合国家管理当局和生产商的要求规定。发现异常情况应该及时通知负责医师,医师有责任最终决定该献血员是否适合献血。如果医生对献血员的合适性有任何疑问,应推迟献血。

**参 考 文 献**

Resolution WHA58.13. Blood safety: proposal to establish World Blood Donor Day.
In: Fifty-eighth World Health Assembly. Geneva, World Health Organization, 2005.

# 附录3 用于特异性免疫球蛋白生产的
# 献血员免疫和单采浆

特异性免疫球蛋白在临床上可以用于疾病预防和治疗,特异性免疫球蛋白的生产需要超免血浆。

**具有获得性抗体的献血员**

献血员可以通过自然感染获得免疫力或通过注射经批准疫苗获得主动免疫,可以用单采浆术从这些献血员中采集血浆。恢复期病人及免疫接种的人群,具有高滴度的特异性抗体,例如水痘-带状疱疹感染后恢复期的病人或者接种过狂犬疫苗的献血员,通过检测全血或者血浆,可鉴定出具有临床使用价值血浆的献血员。通过此方法可避免不必要的首次免疫。自然感染后的血浆捐献应延期,直到潜在的献血员无症状并无病毒血症。

**需要免疫的献血员**

为确保挽救生命的免疫球蛋白在治疗病人时得到充足供应,除通过筛选高滴度特异性抗体,选择处于恢复期的病人和献血员外,有必要对健康志愿者进行有目的的免疫。献血员免疫前应以书面形式获得知情同意,并应考虑此附录的所有要求。

当不能从其他合适献血员或通过筛选得到充足的符合质量要求的血浆供应时,可以用抗原对献血员进行免疫。应完全告知献血员设计的免疫程序存在的风险,不能对献血员施加压力以使他们同意免疫。对育龄妇女不能用红细胞或者其他可对胎儿产生有害抗体的抗原进行免疫。对已知过敏的献血员不得招募。

应尽可能使用最小的抗原剂量以及最少的注射次数,在任何免疫方案中,至少应充分考虑以下因素:

——抗体分析;

——所需抗体的最低水平;

——数据显示,抗原剂量、注射间隔及每种抗原的总剂量是合适的;

——考虑预期的献血员对一某特定抗原不反应的标准。

只要证明多重免疫程序的安全性,献血员应进行一种以上免疫制剂的免疫。

潜在献血员应该是:

· 由职业医师告知免疫程序、风险、可能的后遗症以及如何上报不良反应,并鼓励其参与自由讨论(在某些国家,可在某些小群体潜在献血员之间进行讨论);

· 应告知任何时间都可自由退出。

另外,献血员还应该:

· 在同意免疫前,鼓励其咨询家庭医生或具有独立资质的咨询机构的意见;

· 从他们所选择的执业医师那里获得所制定的免疫程序有关信息。

所有献血员接种的疫苗都应经过国家管理当局批准。当疫苗剂量和免疫计划与常规预防免疫推荐的不一致时,应对献血员进行特殊照顾以保证其安全。红细胞及其他细胞抗原应从国家管理当局批准的血站获得。免疫后要观察大约 30 分钟,以确认献血员是否发生副反应。

因为反应通常会在免疫后 2~3 小时发生,应告知献血员这个可能性,若免疫后最初的 12 小时内发生反应,应指导献血员联系接种机构的医师。反应可能是局部的也可能是全身性的,局部反应可能会迅速也可能延迟发生,表现为注射部位的红、肿或疼痛。全身性反应可能包括发热、寒战、全身不适、关节疼痛、食欲缺乏、呼吸短促和气喘等。应有保险体系对献血员的副反应提供赔偿。

### 人红细胞免疫

免疫用红细胞捐献者应该符合献血员的通用标准(附录 2)。应采取相关措施减少传染性疾病风险,每个国家纳入考虑的相关风险不同。比如有的国家为了减少 vCJD(变异性克雅病)的风险,要求献血员无输血经历。在首次捐献前,献血员的相关标志物必须为阴性,相关标志物可包括梅毒、HBsAg、anti-HIV、针对乙肝核心抗原的抗体(anti-HBc)、anti-HCV 和针对嗜人 T 淋巴细胞病毒的抗体(anti-HTLV)等,同时转氨酶的血清水平也应在国家管理当局确立的正常范围之内。红细胞血型检测不仅要包括 ABO 系统,同时还应该包括 C、D、E、c 和 e 等。选择有 RhD 抗原高表达的红细胞,比如纯合型 D 或 Rho 用于免疫是有益处的。其他相关临床特异性型别检测也是必需的,特别是 Kell、Fya/Fyb、Jka/Jkb 以及 S/s。在 12 周期内,从献血员体内采集的红细胞,其全血体积不能超过 450~500 ml。采血间隔时间太短有可能导致缺铁和贫血。在应用之前,用于免疫目的采集的红细胞应该冷冻(至少 6~12 个月,取决于检测项目的灵敏度及范围,比如 NAT),在使用冷冻红细胞用于免疫前,献血者还应进行上述项目的检查,并且上述标志物显示为阴性。贮存前最好减少捐献血的白细胞,对 HBV、HCV 以及 HIV 进行 NAT 检测将增加安全性。

### 红细胞的收集和存贮

红细胞应在无菌条件下采集到无菌无热源的容器中,容器中含有合适比例的、经批准的抗凝剂。然后在无菌条件下再分装成单剂量于无菌无热源容器中储存。分装环境的微生物安全应经验证。所选择的方法应在体外(80%)或体内(70%)显示出可接收的细胞复苏率。红细胞储存后应洗涤以除去防冻剂(如甘油)。储存红细胞的贮藏期限应有足够的无菌数据支持并记录存档。应该在开放系统中对所有的分装血液进行细菌和真菌污染检测。对于没有在冷冻环境下放置超过 7 天的每一批全血,需要至少对其中一个单剂量管进行检测。收集后第八天以及在过期当天时需进行检测。无菌实验应按照经批准的流程进行。

### 红细胞受者

有必要对红细胞受者进一步进行下面的检测:

· 受者免疫前应进行 ABO、Rh、Kell Fya/Fyb、Jka/Jkb 以及 S/s 血型检测。对于主要血型系统抗原,除 RhD 外,红细胞供者和受者应该尽可能匹配。只有 ABO 血型系统匹配者才可以进行输血,Rh 血型系统的 C 或者 E 不匹配可以接受,Kell、Fy、Jk 和 S/s 血型系统的不匹配则不可接受。

· 对于非预期抗体的筛选,可使用抗球蛋白方法或者其他敏感性相当的方法,证明吸附抗体和溶血性抗体存在。

若通过筛选检测,发现预期的红细胞受者存在红细胞抗体(而不是单采站特意进行免疫刺激的那些人),就应该询问他们是否怀过孕,或者因为某些原因接受过输血、组织移植或红细胞注射。病史应是永久性记录的一部分,并应尽可能阐明鉴定免疫的原因。红细胞注射后产生的任何特异性抗体,应以书面形式告知红细胞受者。血浆中心应保留记录,以备检查时查阅。已接受免疫的献血员应携带抗体说明的卡片或医疗用手牌。这些措施保证了将来某一时间当需要紧急输血(比如交通意外后)时,免疫供体可受到最好的服务,所以了解自己的抗体状态尤其是混合抗体很重要。

### 免疫程序

注射用于免疫的红细胞不应为单采血浆程序的一部分。免疫可以与单采血浆同一天进行,但只能在单采血浆后并作为独立的程序进行。

为减少献血员的感染风险,免疫程序应尽可能减少红细胞的使用剂量。若有可能,整个免疫计划中,血浆供体免疫所使用的红细胞应来自同一捐献者。

对于首次免疫,需两次注射红细胞,每次 2 ~ 5 ml,间隔 3 个月,第二针后的 3 个月内产生抗体。重新开始免疫需要不同程序。选择已经免疫的含有 anti-D(anti-Rho)的志愿者供体是有利的,因为只需重新注射 2 ~ 5 ml 红细胞,数周内得到可用的抗体水平。70% 的免疫志愿者最终产生了超过 100 IU/ml 水平的抗体。应该建立每一个红细胞受者的基础抗体滴度,每月监测抗体反应,包括型别和滴度,以确认 anti-D 的峰值水平以及反应持续时间。每个受者的应答反应都是不一样的,为了维持较高的 Anti-D 水平,在 2 ~ 9 个月内需要再进行红细胞注射[1]。如果红细胞注射不连续,抗体水平会在 6 ~ 12 个月内下降。对于每一个受体,用于免疫目的的红细胞应由职业医师或经过适当训练并有资格的人员来挑选。

经过初次免疫的献血员,如果注射了总量达 150 ml 的红细胞而无应答,他们很可能是属于“无应答者”,应该从免疫组中剔除。

### 单采浆计划

献血员应该满足健康筛选要求,而且血浆捐赠最大量也应该符合其国家规定。

### 受者的风险

免疫目的的红细胞其受者可能有以下风险:

· 病毒性肝炎(B 和 C)和 HIV 感染;
· 其他传染性疾病;
· HLA(人白细胞抗原)免疫;
· 产生不需要的红细胞抗体,使将来输血复杂化;
· 如果抗原剂量过高,产生发热性溶血反应;
· 流行国家的 vCJD 感染。

### 记录的保存

红细胞供体和相应的红细胞受者资料应该保存并交叉索引,保存时间至少应按国家当局规定,满足输血受体要求的最短时间。

### 参 考 文 献

Cook I et al. Frozen red cells in Rhesus immunization. British Journal of Haematology, 1980, 44:627.

# 附录4　委托血浆分级分离程序

　　血浆分离需要特殊设施,这些设施用于大规模的蛋白分离、纯化、病毒灭活、配制以及无菌灌装和冻干。血浆衍生制品的制备和其他药物一样,采用相同的管理思路进行监督。厂家需要得到生产许可证,许可范围应涵盖制备方法和产品特性。为获得许可证,必须遵循GMP的相关规定。要达到要求,需要大量技术、药学和科学专业知识和专家。因为关键的设施(如加热通风空调系统(HVAC),冷却系统和注射用水)即使没有分离血浆时也需保持运转,血浆分离的投资和运转成本是巨大的。因此,血浆分离工厂经济费用变化由以下因素决定:

　　· 用于分级分离的血浆成本(尤其是全血采集系统在血浆和不稳定成分之间的成本分配);

　　· 生产设施运行能力;

　　· 可以允许生产设施按接近最大生产能力,满足连续生产的血浆量和产品要求。

　　企业可生存的最小年血浆投入量,即盈亏的平衡点随着一系列参数而变化很大,这些参数包括:血浆成本、产品种类、血浆量是否可以满足不同血浆产品的需求以及产品产量,所以这样的工程通常要进行仔细的可行性分析。

　　有些国家无法证明建造和运行血浆分级分离设施的可行性,便会选择在当地采集血浆,运到独立的工厂进行进一步处理,这就是所谓的委托或收费血浆分级分离。付费后血浆衍生制品被运回原来的国家。制定好并遵守特定的条款,这种委托生产关系可良好运行,这些条款包括:

　　· 双方(合同甲方及合同乙方)确定商业和质量协议的责任;

　　· 明确规定血浆的质量要求(包括献血员的挑选、检测以及可追溯性方面的要求);

　　· 符合血浆采集中心审计规定(由血液制品企业进行)并经合适监管机构检查;

　　· 由血液制品生产企业所在的监管机构正式批准委托血浆分级分离活动;

　　· 对提供的血浆量用合同行为规定。每年的最小量取决于厂家的整体闲置生产能力以及生产的特殊方面,如血浆混合池和产品批次的大小。

　　· 关于血浆运输和贮藏安排的协议,应有明确的监测和控制规定(特别是海运和在-20℃及以下条件运输)。

　　· 拟生产的产品范围协议;以及

　　· 血浆加工特殊方面的协议(包括批量、可能的隔离生产要求、剩余中间品使用或销毁协议、预期得率及委托加工费)。

　　用本地血浆生产血浆制品要进行注册,使用国外血浆生产同样产品,即使已在血浆原产国获得许可,也应进行注册。

　　血浆采集地的国家监管机构可要求对血浆分级分离工厂进行检查。表1总结了各方职责和作用:

表1　浆站、血制品企业和监管部门的职责和作用

| 任务 | 浆站 | 血制品企业 | 监管部门 |
|---|---|---|---|
| 献血人群的流行病监测 | 根据筛选实验结果收集和分析数据 | 检查数据 | 检查数据 |
| 献血员的选择和面谈 | 建立和实施献血员选择和面谈标准 | 确保国家监管机构设置的标准得到实施；提出附加选择要求 | 设置标准并检查浆站 |
| 捐献血的血清学检查 | 进行验证试验（检测可进行转包） | 认可所用的试剂盒并审计病毒实验室 | 批准检测试剂盒和检查浆站 |
| 献血后随访和血液预警 | 得到相关信息时告知企业（或合适时告知监管部门） | 当混合血浆或产品出现问题时采取适当措施 | 针对产品质量和安全评价血液预警和献血后报告 |
| 血浆制备 | 根据GMP的规定来采集、准备、冷冻和贮藏血浆 | 制定规程并审计 | 批准和检查浆站 |
| 核酸检查（NAT）（小混合） | 根据企业规程制备核酸检查样本 | 为核酸检测样品提供标准的操作流程并进行验证性检测（或转包） | 批准流程并检查血制品企业 |
| 血浆分离方法及病毒灭活 | | 按GMP和上市许可所描述的工序应用分离方法 | 评价企业呈报的档案数据，并检查分离设备 |
| 血浆制品备案的准备 | | 准备文件 | 审核和评价文件 |
| GMP | 实施GMP | 审计浆站 | 检查浆站并执行GMP |
| 同意上市许可 | | | 给予市场营销售权 |
| 血浆制品的药物预警 | | 做药物预警研究，当发现相关副作用时,通知监管部门和浆站 | 根据产品质量和安全评价预警报告 |

# 附录 5 制定血浆标准考虑的技术要点以及血站与血液制品企业之间的责任和义务

签署合同的目的是在浆站和血制品企业之间建立具有法律约束力的文件。

以下是血制品企业从浆站获得分级分离用血浆,对质量控制和文件要求的范例。这并不意味着,在浆站和血制品企业之间,它是规定血浆规程标准和义务的唯一可能方式。依据国家血液传染性疾病的流行情况,应考虑对献血员选择和检测增加安全性要求。

**通用规程**

**献血员**

用于血液成分和血浆衍生物生产的血浆或血液,捐献者选择、合格标准及排除标准应参考当地法规制定。新引进的标准应详加解释,通俗易懂(如针对 vCJD 的旅游限制)。

**血站**

血站的管理规定,应参考血站所在地的国家官方法规,以及血制品企业所在地的相关法规制定。

**捐献过程以及单份血浆规程**

合同应涵盖从献血过程和单份血浆规程的以下方面:

· 单份血浆/血液的采集过程:

——有相关注册的容器、采浆设备和抗凝剂;

——全血采集时间(如对于回收血浆要小于 15 分钟[1]);

——通过定期手工摇动或者经验证的自动方法,确保从采集开始抗凝剂与血浆及时混合[1];

——冷冻之前血浆是透明的(允许淡乳色的)、黄色到绿色,没有明显的溶血和红细胞存在[2];

——枸橼酸盐在允许浓度范围内。

· 传染性标志物:

——所用的检测试剂盒应有可接受的灵敏度,并征得血液制品生产商同意;

——anti-HIV 1/2、anti-HCV 和 HbsAg 应为阴性,也没有梅毒存在的实验室证据;

——若可行,anti-HBc 阳性的血浆应进行特殊处理(如只有 anti-HBs 的抗体滴度大于 0.050 IU/ml 而 HBsAg 阴性时才可以接受);

——HCV 和 HIV 的核酸检测结果必须是阴性(当血站对血液成分进行核酸检测时)。

· 血液免疫标志物

——用验证过的方法检测 anti-A 和 anti-B,其滴度要求小于 1/64;

——对无不规则抗体的特殊要求。

· 细胞含量及血红蛋白

——血细胞污染的统计记录显示能满足相关规程要求。一些国家/厂家对用于分级分离血浆中残留的白细胞量设定了明确的限值；

——血红蛋白污染的统计记录显示能满足相关规程要求。

· 蛋白含量控制

——与抗凝剂混合后的蛋白含量要≥50 g/L；

——当血浆用于Ⅷ因子浓制剂的产生时，应制定一定数量血浆混合样品的Ⅷ因子最低含量。

· 其他标准

——单位容器血浆的最小可接受体积；

——血浆冷冻条件：核心温度、冻结时间，不叠加血浆避免形成血浆厚层，厚血浆曾在随后的处理过程中易于融化；

——血浆包装容器最大可接受厚度；

——血浆信息标签的贴放位置（号码及条形码）；

——血浆贮藏温度；

——血浆密度（用以决定运往企业或企业接收的血浆体积）；

——从开始献血到运到企业的最长时间间隔。


**标准血浆**

**血浆类型**

血浆类型的不同取决于血液制品企业和地方法规。例如，一些企业根据采集程序和冷冻的时间间隔分类血浆，无论其来自全血还是单采技术。

血浆类型的例子包括：

· 类型 A：6 小时内冻结的单采血浆，Ⅷ因子含量≥0.7 IU/ml；

· 类型 B：Ⅷ因子含量≥0.7 IU/ml 的回收血浆，从保存在 20～22℃的全血中获得，并于 6 小时内冻结（无保持血液温度的装置）或于 20 小时内冷冻（如果使用保持血液温度的装置）。

· 类型 C：血浆采集后 24 小时内冻结，或血浆起始分类为类型 A 或 B，但Ⅷ因子含量＜0.7 IU/ml。此类血浆仅用来生产免疫球蛋白和白蛋白。

**超免疫血浆**

**质量标准**

可接受的标准包括：

· 蛋白含量、Ⅷ因子、血红蛋白通常与标准血浆相同。

· 对每种抗体类型设置最低效价水平。如可能，使用标准的方法（包括使用标准的 IU/ml 标化的质控品）测定，要求的抗体效价用 IU/ml 表示。限值实例如下：

——破伤风抗体：10 IU/ml；

——水痘带状疱疹抗体：10 IU/ml；

——抗乙肝抗体：25 IU/ml。

检测流程、标准获得、检测实验室以及数据交流流程的说明。

**文档管理**

每个血站运送血浆应有批准的组织机构图,变更应按照商定程序与血液制品企业沟通。

运输档案应该包括:

· 由负责人签名确认的标有日期的文档;

· 血浆来源和控制证明,证明上应标明每份血浆的:

——采集日期;

——箱数;

——病毒学及血液免疫学筛选结果;

——所用试剂盒及其批号;

——负责人和授权人的签名。

——所发送的捐献血浆和样品,带有密码保护电子文档,应阐明血浆的采集日期(这应经企业同意):

——纸箱号码;

——病毒和血液免疫学筛选结果;

——所用试剂盒及其批号;

· 如有需要,额外的病毒学筛选实验和确认检测结果信息可提供给企业;

· 如合适,应有流行病学数据,如每年提供一次。

**运输**

有关运输规程应包括如下:

· 捐赠血浆

——破损的血浆容器是不能接收的;

——如可行,应制定用于血液制品企业进行额外筛选检测"小辫子"规程(例如长度为10～20 cm,与血浆袋相连、最好与血浆编号一致);

——血浆容器身份识别规程(标签和条形码);

——为方便额外的筛选试验如核酸检测或回顾性程序,随同运输的潜在额外标本的规程;

——每个运输箱或盒内最小血浆包装数目及其位置的说明。

· 集装箱运输

**审计程序**

合同应该涵盖审计程序的以下方面:

· 血站有接受血液制品企业审核的义务;

· 企业执行的日常审计应遵循内部批准的定期修改的程序,此程序有明确的问题清单和检查点;

· 每年或每两年进行一次的特别审计,根据与血站负责人事先沟通的程序进行。

· 审计报告应与血站负责人交流;

· 参考档案列表(如分级分离血浆制备的内部接受标准)。

**告知义务**

告知义务应涵盖以下内容:

· 以前的捐献血可能有问题时,有义务每次告知企业;

· 以下情况有义务告知企业:

——单位血浆病毒标志物阳性,如 HBsAg、HIV-1 和 HIV-2 抗体、HCV 抗体或梅毒,被错误的放行;

——针对所提供的单位血浆所进行的任一筛选试验,后来发现实验误差。在这种情况下,若仍有合适的储存样品,血站应对涉及的单位血浆重新进行检测;

——定期献血员被查某一标志物为阳性,虽然以前所献血浆查为阴性;

——以前为生产企业献过血的献血员患上可经血浆传播的传染病,应告知血站;

——发现血浆具有传播某一传染性疾病,或由明显证据表明血浆具有疾病传染性;

——血站接到通知,以前为企业献过浆的献血员:(1)患上 CJD 或 vCJD(在这种情况下,可以的话,应提供附有病理学检查的报告);(2)有 vCJD 的危险因素;或(3)献血员被鉴定有风险行为或者其他影响血浆安全性的因素;

——血站接到通知,某一病人输入血液成分后发生了输血后感染,而此血液成分的献血员已经捐赠了一个或多个单位的血浆用于分级分离。

提供的告知应包含所有血浆清单,期限为最后一次捐献到 6 个月前均为阴性的血浆。此期限要依据地方法规和疾病种类而定。当企业认为必要时,可要求以前捐献血浆的额外数据。

必须有沟通程序,说明必须提供的信息,信息应当包括:

· 企业具有资质的人员姓名,可供联系;

· 问题的原因和描述(在保密条款下);

· 信息得知和告知企业的间隔时间;

· 如果问题与传染病有关,应列举在确定的一段时间到最后一次捐献为阴性,所捐献的所有用于分级分离血浆清单;

· 血站名称、负责人、血浆编号、箱号、随运输发送的电子文件、运输日期、告知日期以及负责人或代理人签名。


## 参 考 文 献

[1] Anonymous. Guide to the preparation, use and quality assurance of blood components. 13th ed. Strasbourg, Council of Europe Publishing, 2007.

[2] Anonymous. Monograph of human plasma for fractionation 01/2005:0853 corrected. European Pharmacopoeia, Strasbourg, 2005

胡维兵、冉铁成、余 进、王 怡、孙思才 译
侯继锋、王箐舟、杨靖清、于传飞 校